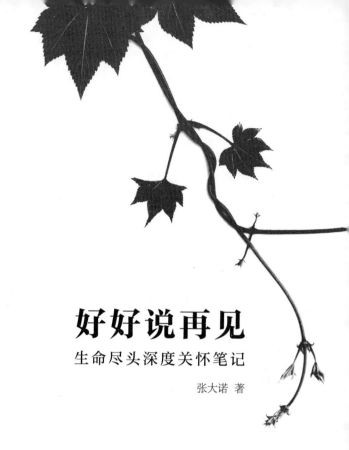

好好说再见

生命尽头深度关怀笔记

张大诺 著

中国青年出版社

图书在版编目（CIP）数据

好好说再见：生命尽头深度关怀笔记/张大诺著
. — 北京：中国青年出版社，2020.11
  ISBN 978-7-5153-6199-4

Ⅰ . ①好… Ⅱ . ①张… Ⅲ . ①临终关怀－普及读物
Ⅳ . ① R48-49

中国版本图书馆 CIP 数据核字 (2020) 第 198033 号

中国青年出版社 出版 发行

社址：北京东四 12 条 21 号
邮政编码：100708
网址：http://www.cyp.com.cn
责任编辑：李凌
编辑部电话：（010）57350520
发行部电话：（010）57350370

北京欣睿虹彩印刷有限公司印刷
新华书店经销
开本：880×1230　1/32
印张：8.25
字数：120 千字
2020 年 11 月北京第 1 版
2020 年 11 月北京第 1 次印刷
定价：46.00 元

本图书如有任何印装质量问题，
请与出版部联系调换
联系电话：（010）57350337

在此，

谨以下面的书稿，

献给所有和癌症抗争的病人和亲属。

他们，

是世间的英雄。

生命的尽头，

不是临终，

是英雄最后的战场。

目 录

自 序

有时，我会想，这个世界上，为什么会有癌症病人？

这个问题好像根本想不明白。

后来，换了一个角度想：这个世界，总会有绝症病人的。这是生命常识。

但是又想，为什么许多人是在疾病的痛苦中离世？

这几乎是生命的另一个常识。

这个"发现"让人沮丧。

很少有人会在离去时没有任何疾病与痛苦，比如，是欢乐到了极致，然后，生命戛然而止。

这，难道真的不可改变？

当我想到这些的时候，我的脑海中出现另一个场景：

一个孩子，突然非常恐惧死亡，尽管死亡那个时刻，可能在几十年以后。他的母亲看出他陷入惊恐之中，就笑着对他说了一句话：

"没事，到了那个时候，会有人帮助你的。"

"什么人？"

"做临终关怀的人。"

临终关怀，是与人类的命运息息相关的事业，是一个人走向生命尽头时最后的港湾。在那里，许多生命既定的、貌似悲惨的命运会被改写；心灵的力量、心灵的温暖被放大到极致，或者，被激发到极致。

临终关怀者，面对每个病人，都带着一种使命。这种使命，甚至不是病人的要求，而是生命本身的要求：既然许多生命的终点是疾病和痛苦，那么生命就该在最后阶段得到关怀。

既然许多生命的终点是疾病和痛苦，那么生命就该在最后阶段得到关怀。

从事临终关怀的人，有的时候会有点恍惚，他真的觉得，自己做的事情与整个人类有关。不知道为什么会这样，反正就是这样，而由此产生的崇高感，会让他克服众多困难，坚持下去。

临终关怀，带着先天的、与生俱来的价值与意义，存在在那里。临终关怀者，清晰地觉得自己——在生命的核心处有所贡献。于是，无论遇到多大的困难，都愿意坚持下去。

一种感觉，仅仅是一种感觉，就能克服诸多困难。临终关怀，就是明证。

另外，在关怀的过程中，临终关怀者看到了大多数人都看不到的东西：临终状态中——身心痛苦的挣扎、生命价值的怀疑、亲情关系的动荡、巨大的愁念压力，以及某一天，这些状态下诞生的另外的东西：

生命的韧性和力量、一生价值的被肯定、亲情经历考验之后更大的美好、对所有痛苦的决然放弃（即便这些痛苦"很有道理"），以及内心突然的安宁、平静、松弛、无念。

因此，临终关怀者不但有关怀临终者的愿望，也有把见证"生命涅槃"后的特别感悟告知更多人的渴望。

这种告知，可能会有这样的结果：你听了之后，突然有了一个决心，决心和内心中纠缠良久的——烦恼、烦乱、压力、怯懦、抑郁——轻轻说一声再见。

和它们，好好，说再见。

引 子

天堂里的美丽女孩

"她是一个美丽的女孩。"

在肿瘤医院的医生办公室，医生向我介绍着一位病人，医生的下一句话是："现在的她……唉……"

我不愿描述她得病的样子，我只想告诉大家，她确实是美丽的，尤其是她的笑容。

看她的时候，她正侧身躺在床上，头向下微低着，和我说话时，她多是用睁大眼睛或者抬高眼皮来回应。二十多分钟的时间里，她始终是这个姿势。后来我才知道，她的癌症让她无法平躺，只能侧躺，已经半个多月了。

一开始，我们只是很平常地聊着，直到我问她，旁边的女士是谁，那位女士回答说：

"我是她母亲。"

女孩做了一个鬼脸，嘿嘿笑了，说："你看她像我妈妈吗？她多年轻啊，她是我姐姐。"

"又没正形。"母亲笑着说。

"真的，她真是我姐姐，"女孩说，"对了，她还是我的保姆，负责给我买菜。"

那一刻，我知道女孩的性格了，也明白她在尽力营造一种轻松氛围，于是，我就和她一起开着玩笑。

"她去买菜，卖菜的都问：你那个妹妹身体怎么样了？是吧？"

"对呀，你怎么知道的？哦，知道了，你也是卖菜的。"

"是的，你姐姐买我的菜，还没给我钱呢，我就追过来了。"

"哦，那你看到我了吧？我多可怜啊，家里的钱也被我花光了，欠你那几毛钱，能不能就别要了？"

说完这话，她哈哈地笑了，笑的时候头低得更低了，我看不见她的眼睛，但是她再一抬眼睛，我看到……那是什么眼神呢？

非常放松，很有精神头，还带了点"鼓励"，鼓励我就这么聊！

　　就这样聊了十几分钟，她问我："你最开始看到我这个样子，是不是把你吓坏了？呵呵。"

　　这话让我不知该说些什么，有点尴尬。

　　她接着说："没事，你不是第一个被吓到的人，嘿嘿。"

　　我又干笑了两声，她说："看不出来吧，我过去可是大美女啊！唉，这么快就美人迟暮了，真可惜。"

　　我说："反正美人早晚都有这么一天的。"

　　"就是，而且，等我病好了，我还能美回去，那些迟暮的就不行了！"

　　"等你美回去了，你准备干点什么？"

　　"我可能会找一个特别丑的男朋友，一个人长得不好看，实在太可怜了。"

　　她的母亲接了一句："又在胡说。"

　　"真的，我会对他说：无论你多丑，我都不嫌弃你，因为我曾经比你更丑。嘿嘿。"

　　那是我与她的第一次见面。

　　也是我与她的最后一面。

　　四天后，我再去看她时，她已经去世了。

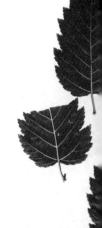

四天，仅仅四天。

这也意味着，其实，在和我交谈的时候，她已经非常清楚自己的身体状况，已经有了即将告别这个世界的心理准备，而她，却呈现了我从未见过的松弛与欢乐。我关怀过三百多位临终者，如今想来，她的笑容最为灿烂、最为纯粹。

是的，在和我见面之前，她已经和自己做了告别，和自己的痛苦告别，和痛苦的自己告别，和一切我们可以想见的生命尽头的至暗时刻告别，之后转身，留给父母关于她的一生的最后记忆：欢笑与笑声。

当生命的最后时刻是欢笑时，整个生命都会被点亮。

而她的父母，也愿意在接下来的岁月中，重温他们共有的温暖时光。

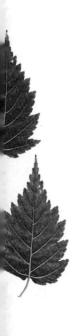

十几年的临终关怀，我一直记录着生命尽头的各种从容、力量、欢乐，记录着各种痛苦、压力、抑郁被平息的过程。那些故事，那些过程，在此全部呈现展开……

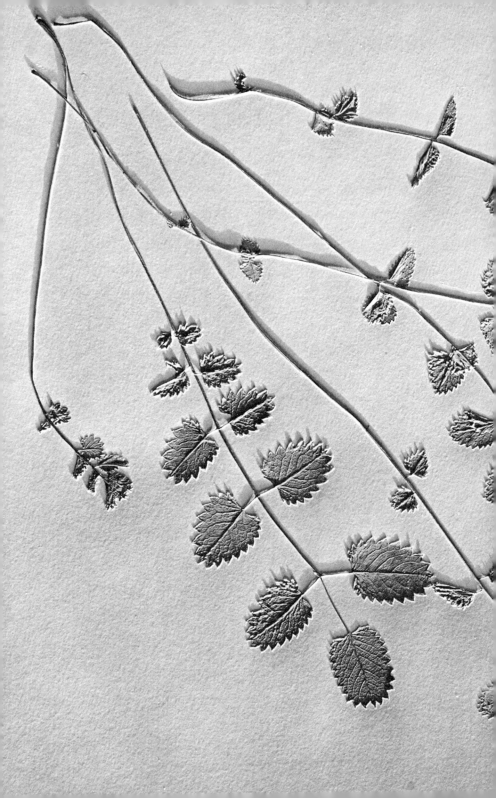

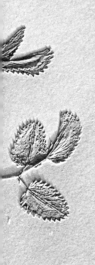
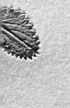
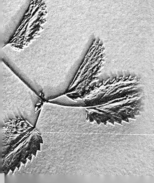

第一章

好好说再见

一个人，

是可以对自己进行

临终关怀的

初见骨癌大姐

她，四十多岁，骨癌。

她躺在床上，一动也不能动。每天中午，她的护工会叫上另一个病房的护工，把她抬起来，从床的中间挪到床的边上；黄昏的时候，再把她挪回床的中间，这么做，是怕她一个姿势躺着，得上褥疮。

第一次见她的时候，我有点惊讶，她的胳膊鼓起一个大包，一个胳膊有别人两个胳膊那么粗，人也是面容憔悴。

好在她很热情，听医生说我是志愿者，她笑着说："那就别站着了，快坐下吧。"

那时我已经有了经验，知道对癌症病人来说，如果她表现出一定的热情，那就意味着她原有的性格应该是"非常"热情。毕竟，在这种病情之下，还能热情的人太少了。

所以，我和她交谈时也比较放松。

不过，我也知道，第一次见面不宜待太久，一来大家不

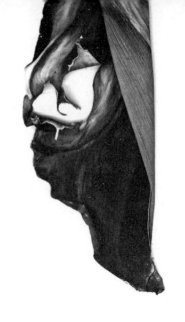

太熟，话题不多，而让一个病人找话题和你聊，她会觉得累；二来刚刚认识，对对方不太了解，弄不好有些话会犯了忌讳。因此，待了不到十分钟，知道她是个会计，家里有一个儿子，以及其他一些基本信息，我就准备告辞了。

与第一次见面的癌症病人告辞，是有一定技巧的，告辞是为了以后再来，因此，最好感觉到她欢迎你再来时，再行告辞。而要达到这个愿望，最好能为她做点什么。如此"刻意"，并不是有所图，实在是因为——无法预测临终病人何时会离去。

她躺着不能动，显然是比较无聊的，我就问她："天天这么躺着，怎么不听听广播节目？"

"唉，也没有什么心情。"

"那咱也不能干待着啊！外面的事情什么也不知道。"

"这倒是，真的是什么都不知道了。"

"那我以后再来，就给你读读报纸，或者给你说点国家大事吧。"

"那当然好了，就是太麻烦你了。"

"没事，今天咱们就算认识了，不客气。"

这时候，我可以放心地走了，我知道，以后，会有"以后"了。

是的，确实有"以后"了，在以后半年多的时间里，我见证了她生命的最后时光，也知道了，一个正直善良并且热情的人，在生命的临终阶段，能从自己的生命中得到什么。

那是一笔巨大的精神财富，让我惊叹，让我感动。

提示

最好感觉到她欢迎你再来时，再行告辞，而要达到这个愿望，最好能为她做点什么。处于临终状态的人，对你有抵触是正常的，就像你感冒了，你也不愿意和人交流。所以，在一开始，不要介意对方的冷淡。

死结

我和她慢慢熟了起来。

每次去医院的时候，我都会在她的病房里坐上一会儿，并且，往往这样切入话题：

"今天可出了个大事。"

"是吗？什么事？"她问。

然后我就说起报纸上的事情，讲的时候会注意她的表情，如果她的兴趣不大了，就引入另一个事情。或者，直接把我认为她感兴趣的报纸版面给她看，她自己说起什么了，就具体讲这个新闻。

这样的方式进行了四五次，我们就"无话不谈"了。

一般情况下，对于我说的新闻，她都会评论一两句，但有一次，她说了快十分钟，而且，有点激动。

那则新闻的内容是：一个财务人员利用职务之便挪用公款，最后被判了刑。她听了之后先是感叹，然后就说到了她自己。

　　"我这辈子，在账务上可以说是清清白白，一分钱也没动过，这点，我一直都很骄傲。但现在，有点可怜自己了。"

　　"怎么了？"

　　"一生清清白白做人，又有什么好报呢？现在还不是得了癌。"

　　这话来得很突然，让我一点心理准备都没有，一时不知该说些什么。而她似乎来了兴致，平时她都是看着天花板和我说，现在则把脸转了一下，对着我继续说：

　　"你都不知道，在得病前的几年里，我在几家公司做过会计，有几家老板非常明确地让我做假账，并且说给我额外的钱，我就不干。就这样，他们把我辞退了。许多人说我傻，但我不想做假账，一辈子的好名声就为了那些钱给毁掉了，不值。后来到了最后这家公司，这家公司的老板当着许多人的面说佩服我，说我耿直，后来还送给我一部手机。"

　　我转头去看她的手机，很普通的一种，价格在千元左右，然后，我听到她下面的这些话：

　　"这辈子，我就得了这么一个手机，而一辈子好名声换来的却是癌症。现在，我经常想，我这一生，什么也没得着，就得了一部手机。"

　　她停顿了一下，又说了一句："多可笑。"

　　说完这话，她不吱声了，头转过去，看着天花板。

　　她的表情……那是什么表情呢？不仅是无奈和委屈，几乎有一点悲愤的意味，脸上的神经紧绷着。

我知道，今天的谈话对她非常重要，她把心中的"死结"告诉我了：

一生以清白作为人生准则，也这么走过来了，为什么还要遭此厄运？

那么，这一生是不是就失去了价值？

过去的一生，被怀疑、被否定。

这个死结，比癌症更可怕。

对于这个死结，我一时无法解开。好在我知道，不能解决的问题，一定不要当时试着解决。因为对方说出来，就等着你解决，但她一旦发现你的劝解苍白无力，或者平平常常，她会对你有整体的失望，以后，甚至不再与你沟通。

我随便说了几句闲话，就起身告辞了，她笑了一下，说："再见。"

那个笑容，是苦笑。

提示

不能解决的心理问题，不要立刻当面强行解决。否则，对方会觉得，和你的交流是在浪费时间，反正，你说的和别人说的也没有什么区别。

只要是心灵问题，

就都有解

接下来的几天，我一直在想她的问题，我始终相信，只要是心灵产生的问题，就一定可以用心灵来解决。

当然，"解决"的过程也需要灵感。

一天晚上，我在电视上看到一部电影，电影的名字叫作《焦裕禄》。我只看了半小时，突然想到了什么，那一瞬间，我突然觉得，我好像解决了她的"死结"。

我再次去找她，她还是那么躺着，表情有些"紧"，看见我也只是笑一笑。我们先随便聊着，之后，我把话头向那天的话题引了一下，她就又表达了同样的意思。

我也就说开了："你肯定知道一个人。"

"谁？"

"焦裕禄。"

"知道。"

"他是得肝癌去世的，对吧？"

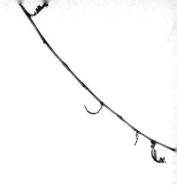

　　"对。"

　　"这就是了。焦裕禄，那是多好的一个官啊，为老百姓做了那么多好事，是多么好的人啊，但他得了肝癌，那你能说他这一生没有意义吗？你能说就因为这个病，他的一生就没有价值吗？不能吧……其实，说到底，癌症与一个人的品行以及过去所做的事情没有任何关系。再看另外一个人，周总理，多么伟大的人啊，多么好的总理啊！最后也得了癌症，你能说因为他得了癌症，所以他也得怀疑自己这一生的价值吗？他肯定不怀疑！他觉得这一生过得很值，无论晚年经历了什么，无论得了什么病，他都不会用它来否定自己的一生，对吧……大姐，其实你也一样，得病，只与身体有关，与一个人的一生没有关系。在这个世界上，没有任何一样东西可以否定一个人的一生，更何况是一个疾病呢，你说呢？"

　　听我说的时候，她先是看着天花板，后来脸一点点转过

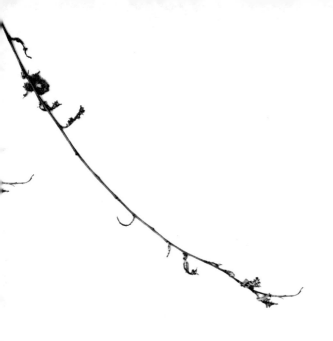

来，最后，她直视着我说："你说的有一些道理，是啊，那么伟大的人、那么好的人都得癌症了。"

接下来，我们就这个话题又说了一会儿，但基本都是重复了。我重复我的意思，她则重复她的话："是啊，那么伟大的人，是啊，癌症与一个人的人生没有关系。"

这句话她说了三四遍。

我也把这句话重复了好几遍。

这种重复是必需的！这种重复，与其说在强化她的"认识"，不如说在强化她心中某种阳光的东西——她在这个问题上，第一次感觉有"光"照进来了。

她的重复，是对那束光的"依赖"。

以及，在那束光之下的自我拯救。

以后的日子，她再也没有提过那个问题。

这说明，那已经不是问题了。

几天以后，回想这番对话，我突然有点紧张，我意识到，那天，我们其实在进行一场战斗。我们虽然在平常的气氛中交谈，但谈的内容却直抵她生命的核心，那几乎是关于她一生价值存在与毁灭的决战。如果我们失败了，她将带着这种痛苦——既不愿回忆过去，也不愿接受现在，更会恐惧未来的死亡离去，而如此离去，是世间最残酷的离去。

好在，这场战斗我们胜利了。

我为自己感到骄傲！

而接下来，她将以非常从容的心情，迎接她这一生最重要的生命礼物，"自我馈赠"的生命礼物。

提示

对方不再总提一种痛苦，基本就是释然了。这个时候，应该有一种对自己的奖励，那就是——"我真的很棒"。因为，我们需要在临终关怀这种压抑情况下的光亮和自信。

快乐终至

　　虽然她不再为心中的死结而痛苦，但她身体上的痛苦是巨大的，而我能做的，也是必须做的，就是尽量强化她心中快乐的东西，用一些方法将她的快乐放大，将快乐的情景尽量复原，让她的内心更长时间地与快乐同在。

　　当然，强化的前提是：发现它们。

　　她很愿意和我说她年轻时的事情。比如有一次，她特别提到，在工厂时，她的交际舞跳得非常好，有一次工厂舞厅举办舞会，她和一个小伙子跳得感觉非常好。

　　话说了几句，就结束了，她并没有继续说，这时候，就需要我来主动跟进强化了。

　　我问她，那个男孩长什么样子。她想了一两分钟，说了三四分钟，整个过程都是若有所思的，好像真的进入那个氛围了，真的面对那个男孩了。我问她，和男孩跳舞时都说了什么；问她，与对方跳了几个曲子；问她，在跳后是否和对方聊天了。在我的一个个问题之下，那一晚上的情景越发丰富地呈现，而我们，好像在一起复原一个非常动人的电影……她的脸色也越来越好，某一刻，甚至有点羞涩，而她也终于承认，那时对那个男孩有些动心。哦，我居然问出了一个爱情故事！

关于这个话题，我们聊了足足有半小时，这在以往是不可想象的，因为一般聊到二十分钟时，她就有点累了，我就走了。但今天，她的兴致如此之高，以至于当我没有问题时，她还在重复说着说过的内容，记忆中的情景以及相关的美好感觉，已经把她完全笼罩了。

对我来讲，我很少见到一个癌症病人如此快乐，而她如果快乐一分，我就会快乐两分！包括当我走的时候，我看到她近于欢快的告别，那一刻，我被深深感染了，因为，我看到了她那久违的、真正的快乐。

一个临终者真真正正的快乐，那种快乐，非常动人，非常有感染力。

仿佛碾压无数痛苦、匆匆而来、终于到来的快乐，自然非常动人。而从某种意义上讲，一个人，在生命尽头出现的任何欢乐，都是极致欢乐。

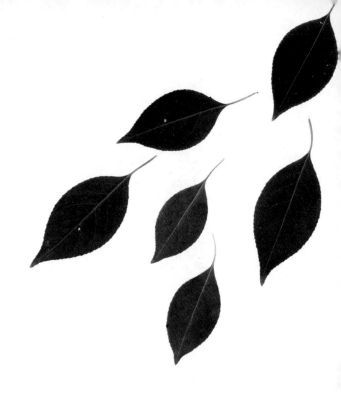

提示

消除痛苦的方法之一，是强化快乐。一个人可以重新回到
快乐中，其实，是重新回到"人"的本质状态，那里，会
有力量产生。

走廊里，
让我惊讶的情景

她病危了。

病危之前是有预兆的。有一次，她早晨醒来，突然大声喊起来。护工问她怎么了。她说为什么把她搬到另一个房间。护工说没有搬啊。她不信，说肯定是搬了！因为屋里的摆设虽然一样，但整个房间比原来小了三分之一。

她执意要搬回原来的屋子。

正好那天我去了，护工就请我去和她解释，但我也劝不动她。她根本不听我的劝说，只是一个劲地摇头，嘴里嘟囔着："是搬了，是搬了，为什么不告诉我呢？"

我无法解释为什么她有这样的表现。之后不久，她的病情恶化，神志也不清楚了，大夫下了病危通知书。

两天后，我去医院看她。刚走到她所在病房的走廊，我愣住了。她的病房外面站了五六个人，都是男的，这些人大都低着头，表情严肃。我觉得不妙，快走了两步，从病房门上的玻璃往里面看，发现里面也有六七个人，都是女的，围着她的病床。

我问走廊的人发生了什么事。他们告诉我，他们和病房里的人都是她的同学和朋友，这一两个月来，大家一直和她短信联系，后来没有消息了，从她的孩子那里知道她病情危险了，就都赶过来了。

"你们从哪里赶过来的？"

"都不一样，她的朋友多，有从天津赶来的，有从河北赶来的，还有从宁夏过来的。"

"从宁夏？那么远？"

"她对朋友特别好，平时我们住得远，很难过来，现在一定得送送她。"

"那……如果要拖上几天呢？"

"那就等等她吧。"

在走廊里，我和她的一个朋友聊起来，知道了她更多的事情。比如，她在工作中非常认真，有一次在算账时为了一块钱就复查了一天多；还有一次，一个员工丢了公款，又说不明白怎么丢的，是她对领导力保这个员工的人品，后来终于找到了钱；在她结婚几年后，一个宁夏的朋友到北京找她，说家里出了点事情，想向她借点钱，这个朋友借了几个地方都没有成功，她听说后，把家里大半积蓄借给了对方。

这些事情听起来都不是特别大的事，但是，就是这些事情，让她在病危的时候——等来了十几位全国各地的朋友。这些人听说了她的病情，立刻放下手中的事情，火速订票向这里赶来。他们知道也许她不太清醒了，认不出自己了，但是他们能够站在她的身边，就足够了，就觉得内心安稳了，就觉得对得起这么好的朋友了。

或者说，对得起这么好的一个人了。

也就在这一天，我过去的一个疑惑解开了。我一直有点奇怪的是，她的床很高，确切地说，她身下垫的东西非常厚，我和她说话时眼睛看过去，要比看其他病人视线都高。现在我才知道，她的身体下面垫了一个特别厚的垫子，这个垫子是特制的，商场里根本买不到，是她宁夏的朋友知道她的病情后特意找人做的，在来看她时，坐火车一同托运过来的，就是为了让她躺着能够舒服些。

这一次，我没有进入病房，但是我非常感慨：一个人，究竟做了什么才能获得临终前这样的场景？而究竟做了什么，就又必然能获得这样的场景？

另外，已经病危的她，这一次真的就挺不过去了吗？

提示

生命中每一次付出，在生命尽头都有回报。毕竟，生命尽头的每一天、每一秒，都是极其宝贵的，因此，每一秒的温暖，都是生命的钻石。

祥和

这一次，她挺了过来。

她对我说，她昏迷的时候，好像知道有人来看她，在喊她的名字。我把那天的场景详细地告诉她，并说真的为她高兴。她笑了。

她只是笑了，并没有多说什么，但是那个笑容，意味深长。

说它意味深长，是因为那天之后的日子里，她表现得非常平静。这种平静不是一种无奈以及绝望，而是……怎么说呢？有点像……在她身上，从来就没发生什么事情，没有癌症，没有痛苦，只有平静和安详。

后来我才知道，从那时开始，她就在准备自己的后事了，而在所有准备工作中，有一项内容比较特别。

几天后，我去看她，聊了几分钟，她就让我去叫护工。

护工来了之后，她对护工说："请你站在我的边上。"

这句话有点奇怪,不是因为内容,是因为说话的语气,这语气有些……严肃。

护工站在旁边,她的第二句话是:"抽屉里有一个信封,是给小张的,请你帮我拿出来,谢谢。"

我一愣:给我的东西?信封?里面是什么呢?

我接过信封,打开,手探进去,摸出一张……照片。

是她的照片,一看就是她没有得病时的照片,面色红润,还挺胖的。

她笑着对我说了下面的话:

"我要走了,觉得这张照片挺好的,洗了十几张,给朋友留个纪念。这张,是特意留给你的。"

我一愣,一时不知该说什么。她又补充了一句:"你,不忌讳吧?"

"当然不!而且我挺喜欢这张的,很精神。"

"那就好,这就是我平常的样子,得病后就差得多了。"

我们又说了几句话,我就告辞了。

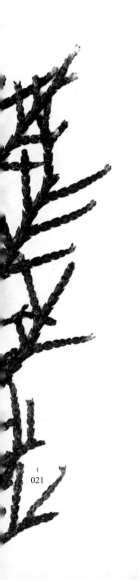

不知为什么，这次走的时候，我特意盯视了她一眼，我觉得，也许有什么就要发生了。

之后几天，我并没有去看她，我觉得她已经不需要特别的关怀了，她的内心已经近于祥和，她在静静等待那一刻的到来。

等我再去医院时，路过她的房间，果然，她的病床空了。

她走了。

她，真的走了。

她走了，带着她的一生，带着她一生所有的故事，这些故事在她生命最后时刻拥抱了她，给她巨大的温暖……

看着那张空床，我突然想：其实，一个人，是可以对自己进行临终关怀的，就像她。她在一生中做的一切有价值的努力，以及获得的一切温暖的东西，是给自己预留的临终关怀。

我不为她难过，我觉得她是幸福的。尤其是，她在最后的日子里那么平静、那么安详。

能够在生命最后阶段体会"安详",那一定是比生命的欢乐幸福更美好的感受。

　　说实话,在我记录她的故事时,我的心情一直是平静的,因为,这不是一个悲惨的故事,更没有悲惨的结局,它是生命、阳光自然地结束。
　　只是,当我写到下面这句话时,我的鼻子还是发酸了:
　　"我要走了,觉得这张照片挺好的,洗了十几张,给朋友留个纪念。这张,是特意留给你的。"
　　"这张,是特意留给你的。"

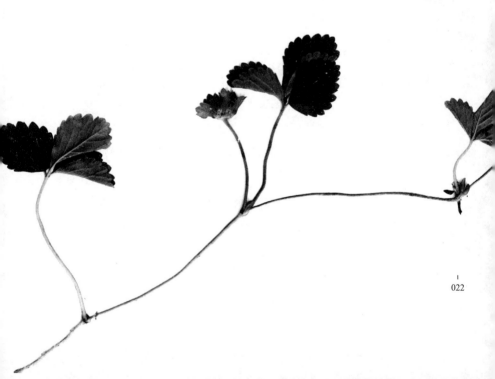

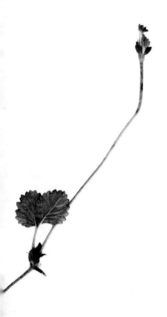

提示

让临终者在"安详"中离世，是临终关怀的最高目标。

当然，更要提醒自己，这一目标不是那么容易实现的，也不是能在对每个人的关怀中实现的，所以对此的态度应是——努力及随缘。

我的特别感受

关怀癌症病人的时候，你会发现，一个人自己的人生，是对他自己最好的关怀。

如果你能在他的人生中找到过去快乐幸福的时光，那你就能把他从现在的心灵绝境带进他的人生回忆。这样，他对现在境况的定义，就不是"生命的尽头"。而是：

在生命的特殊阶段，把人生回忆重新"拥抱"一次。

如此，临终阶段，才有安详。

做到这些，有一个前提：你的人生中确实有很多值得回忆的东西、值得骄傲的东西、值得心满意足的东西。

对我来说，每次离开医院的时候，我总会想：我这辈子，是否为将来的离世积攒了许多这样的东西？

既然未来必然有泥泞，必然"深陷其中"，那么，自己到底准备了多少美好的回忆，像生命中的鲜花。如此，自己可以在深陷下沉的时候，目光仍然向上，继续"贪婪"地欣赏这些美丽的"鲜花"。

这些鲜花，这些美好的回忆，我会尽力——

一方面让它发生；

一方面让它留存，随时可以提取。

一场

生命的演唱会

弹吉他的少年

他，十八岁，血癌。

在他生命的最后半年，我们成为朋友。

一想起他，我的脑中就出现这样一个场景：医院里，他趴在床上，认真地答题。

他买了几本有关"常识问答"的书，目的是把这些题都答了，报名参加电视台一个答题竞赛节目。从他努力的程度看，那几乎是他的一个"梦想"，是他十八年来最想做的事情。他的父母也对此大力支持，给他买了许多书，全家人一起为之努力。

父母如此支持的原因非常简单：帮孩子实现他生命中最大的、最后的愿望。

孩子当然不知道自己的病情，只当是贫血，父母却早已被医生告知：还是放弃吧，没有办法治的，白搭钱。但是父亲想、只是想延长他的生命，哪怕只有半年，然后，等孩子的知识问答准备好了，就去参加那个节目。

那时的我刚做临终关怀不久（2002 年），也不知道到哪里去找临终病人，就去了一家大医院的血液病房。然后，我以一家报社学生版编辑的身份（我的本职工作）对大夫说，我来这里看看，是否能为这些特殊的中学生做点什么。

大夫很配合，向我介绍着孩子们的情况。在这个过程中，我一直没有注意到，有一个中年人进了办公室，在我身后非常认真地听着。在我和医生交谈十几分钟后，这个中年人对我说了一句："要不，你看看我的孩子吧。"

我们就这样认识了。

现在想来，这位父亲很了不起，在我做临终关怀十多年时间里，只有五六次，是家属主动请我去见他的亲人。

明白了孩子最大的心愿，我也加入到和孩子一起答题的过程中，孩子也就立刻喜欢我了。

我只要一和他说参加节目的事情，他就很兴奋，我们还一起设想怎么坐火车，以及到了节目录制城市之后去哪里玩，以及参加节目时怎样做到不紧张……和他聊这些的时候，我就想，如果他没有病，他该是一个多么快乐的孩子！

在和他聊天的时候，我有时一回头，就看见他的父母，他们的表情很……很……怎么形容呢？是一种喜滋滋的感觉，还有明显的很欣慰的样子，这和之前的压抑的表情大不一样。那一刻，我有点感慨，对于一个临终者家庭来说，志愿者的作用之一，就是干预及缓解这个家庭的"压抑气氛"——至少，志愿者在现场的时候，是绝对可以做到这一点的。

　　父母不在病房的时候，他会问我："张哥，你说哪里有适合学生打工的地方？"

　　"干什么？"

　　"爸妈说，过几天可能回家休息十几天，我想打份零工。"

　　"打零工干吗？"

　　"挣点钱，当医药费，爸妈花了不少钱了。"

　　"那你有什么技能呢？"

　　"我会弹吉他，我可以去唱歌挣钱。"

　　"就你这个身体，干了几天，病再加重了，花的钱更多，说不定是你挣到的钱的几十倍，那你就更对不起爸妈了。"

　　他想了想，说："也是，但我就是想干点啥啊，挣一点是一点。"

　　"那就好好学习答题吧，等上了这个节目，给你爸妈挣一大堆家用电器去！"

　　"张哥，你怎么知道我去那个节目是为了挣钱？我真是这么想的，但我没给你说过啊。"

　　"我当然知道了，否则你怎么会有那么大动力？"

"那你别告诉我爸妈，否则他们肯定不会同意的。"

"好的……"

这个时候，其实我已经知道，他去参加那个节目是不可能的，大夫说他这个身体经不起长途旅行。但是，好在我知道了他另一个特长：弹吉他，唱歌。对于他生命最后的愿望，我有了新的想法……

提示

一般情况下，绝症儿童的家庭都比较欢迎志愿者（成年癌症病人家庭会有抵触），尤其欢迎 30 岁以下的志愿者。因为他们的家庭氛围是非常压抑的，有一个人进入，仅仅是能够缓和压抑气氛，他们就已经非常欢迎了。

自制磁带

是的，我有了新的想法。

我想给他录制一盘磁带。

一盘磁带，十首他最喜欢的流行歌曲，都是他唱的。这盘磁带，对他、对他的家人也许是一个很好的纪念。

我通过朋友打听了一下，在我们这个城市有几家录音棚，如果自己找伴奏带，自己唱，录制两个小时以内，收费大概是两百元。

我没有和孩子的父母说，毕竟涉及花钱。我和朋友说：钱不多，我来出吧，录的时候，让老板说是免费的就行了。

一切都准备好了，我找到孩子的父母，说："我有个朋友是开录音棚的，他听说孩子的事情后想帮点忙，想免费给孩子录一盘磁带。"

他们很惊讶，同时也有点激动。我们又把这个消息告诉孩子。孩子当然很兴奋，他几乎要在下一秒就开始练习了！

甚至希望我们现在就离开，给他一个安静的时间练习！

从说起这件事到最后录制完毕，用了十天左右。这十天，因为这件事，孩子不再是病人，他不再提自己的病，就是非常用功地练琴，以至于他父母给我打电话说：劝他注意一下身体，别累着了。

我立刻给孩子打电话，"威胁"他说："如果再不注意休息，录磁带的事情就取消。"他听了立刻说："好，好，我今晚就不弹了，不弹了。"

因为这件事，父母也不像是病人家属了，从他们说话的语气中，我能感觉到他们难得的放松。并且，他们特别愿意谈这个事情，说别的事情时也总爱往这个事情上转。而我也渐渐明白一点，他们三个人的气氛被录磁带这件事改变了。

病人，病人家属，他们之间必然会有因病而生的、顽固的压抑气氛。打个比方，就像冰，广阔阴冷，即使有阳光照着，也能感到无所不在的寒意。寒意之上，是每天都有的烦躁，像冰盖上肆虐的风；或者，是越来越重的压抑，像冰盖下更深的"寒流"。

这种气氛，仅凭他们的努力，可能根本无法消除；加上志愿者，也无法彻底消除。但是，如果有一件能让所有人都有点激动的事情，就可以淡化这种压抑。更重要的是，他们回到难得的、纯粹的、有某种期盼的温暖氛围中，在这种氛围中多待一些时间，也是一种良性的压力发泄。

这种发泄于无意中进行，但却是真实地进行着。

在病人与家属之间，从一想起对方就心情不好，到一想起对方就有点激动，这是一个重要的改变。这种改变即使是暂时的，也是非常重要的！

不久，正式录音的时候到了。由于工作原因，我没有到现场，不过，我等待着一个时刻的到来——大家在一起聆听这些歌曲的时刻，期待着一种惊喜在那一刻达到圆满……

提示

如文中所说，能够为临终者创造一件使其"激动"的事情，是临终关怀非常高的境界和方法，这样的方法可遇不可求，但应该一直寻找……

演唱会

那盘磁带录制出来了。

我，被邀请到孩子家里，一起去听录音。

在他家的小客厅里，孩子坐在沙发上，我坐在他的旁边，一起看着对面桌子上的录音机，孩子的父母站在录音机两旁。

阳光很好，照进这个小客厅，我们中间的空地上有闪动的光影。

仿佛一个重要的仪式，我们每人的脸上都有点严肃的味道，以至于孩子突然说了一句："我有点紧张。"

我们都笑了，气氛渐渐缓和下来。

但在我心中，这仍然像一个仪式，能够带给一个临终孩子非常深刻的快乐，就是一种仪式。

按下录音播放键，几秒钟后，孩子的歌声传了出来……

也许是录音机的问题，孩子的歌声听着有点闷，但是能够听出来孩子唱得非常用心。有意思的是，孩子的模仿力真的很强，唱张宇的歌时就是张宇的味道，唱张学友的歌时就是张学友的味道。

听的时候，我一直面带微笑，并用余光观察孩子的表情。他确实有点紧张，脸有点红，后来他完全听进去了，开始闭着眼睛跟着一起哼哼，手也有节奏地打着拍子。

而他的父母，站在那里，一会儿看看我（看我的时候，我就点点头），一会儿看看孩子。他们看孩子的时候，脸上的表情也是有变化的，一开始是盯着孩子看，有一种很心疼的感觉，后来就放松一些了。

偶尔，我们三个相视一笑。

你能体会那种心情吗？他们为孩子付出了那么多，经历了那么多痛苦，但是挽救不了孩子的生命；而我，看到了孩子在疾病中的痛苦挣扎，也知道他将不久于人世，但是这一刻，在这一刻，我们在满屋的阳光中听他的歌，并且相视一笑，心中有着某种莫名的满足。

那是怎样的感觉啊！

半个小时很快就过去了，磁带的一面已经听完。在按键自动跳起那一刻，屋里掌声雷动，仿佛一场演唱会获得空前成功，所有听众激动不已。

不是吗？此时，不就是一场生命的演唱会吗？

这场演唱会的主角，我身边的孩子，先是羞涩地低下了头，然后就一扬头站了起来，向大家，向屋内的歌迷热情地挥手……

他的爸爸妈妈，开怀大笑。

二十几天后，孩子离开了这个世界。

他的父亲在电话里告诉我这个消息，之后，他说了这样一段话：有时间就来家里坐坐，其实，我们……已经把你看作我们另一个孩子了，有时你来医院，我们就觉得是哥哥来看弟弟……

现在，在写以上文字时，那个小屋的样子，以及所有人的表情都历历在目，真的就像——我现在出门，走几分钟，就又到了那个家。而那个情景永远在那里，或者，像一个电影镜头反复播放……那里有着巨大的温暖，说不出这种温暖为何如此强烈，也不知道为何事隔那么多年，那种温暖仍然那么强烈。

于是，我相信，临终阶段，一家人与关怀者共同创造与分享的温暖，那种温暖，注定永恒。

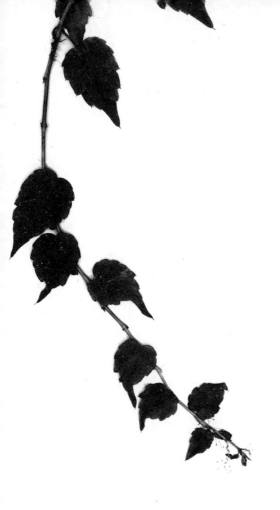

提示

走出绝症儿童去世的阴霾，作为关怀者，需要时间，需要
技巧，可以这样告诉自己：他们这么小，身体这么痛苦，
太让人心疼了，而现在，他们不再痛苦了。

"我是世界上

最自由的人"

她不像一个病人

　　她，是某报的一位老编辑，我愿意称她"编辑奶奶"。

　　她有一种大境界的平和，面对这种平和，你会觉得她不是一个病人，而是一个在自己家休养的老人，但她得的是脑瘤。

　　她大多数时间是平躺着，包括吃饭。吃饭时，护工在她胸前放一块餐布，喂她吃。

　　她最喜欢的事情是看报纸。有一次，她居然在看一份体育类报纸，她说这是一个志愿者给她留下的，虽然以前不怎么了解体育，但是，能有报纸看，就已经很满足了。

　　和她在一起的时候，有时会有错觉，就好像她是一个给小学生讲故事的老师，非常慈祥的老师。她的目光里也没有一般病人常见的忧虑与焦躁，以及经常浮泛上来的疲惫，她始终很有精神头儿。偶尔，我挑起一个关于过去的话题，她会拉长声音说:"哎呀,那个时候啊……"好像要开始讲一个很长的故事。

不过,也正是因为她太健康了,确切地说,她的心态太健康了,在我的潜意识里,很难把她当作临终病人,或者说是那种需要关怀的临终病人,因此,我去她那里的次数并不多。后来,我陪另外几位志愿者到病房时,又见到了她,这时我一惊:她的面部已经发生了变化,好像有点肿,整个脸甚至有点……

我一下子意识到:她,进入了生命的最后阶段。我去问护士长。护士长告诉我,已经给她下了三次病危通知,前天就下了一次,但她居然奇迹般挺过来了!不过,即使这样危险,我在她脸上看到的仍然是平和与微笑,但我知道:我需要加快我的关怀。

提示

临终关怀,往往需要至少三次沟通,对方才能信任你,所以,需要提速。

关怀的时长也可以顺次增加,五分钟、十五分钟、半小时,可以按照这个频率增加。

批评《红楼梦》

第二天，早上不到七点，我坐上去医院的地铁（需要坐地铁一个多小时才能到医院），这次去的目的很明确：去看编辑奶奶。

说实话，这时候的我有点疲惫，还没有完全睡醒，但不知为什么，一想到一个绝症病人在那里躺着，会给我一种很特别的动力，仿佛到那里，即使说说最普通的家常话，也能够对病人有一些帮助。这应该是做这样的事情必然会有的动力吧……

到了医院，我上三楼，走进她的房间。她还在睡觉，面容安详，能感觉到她睡得很沉……在她的被子上放着一张报纸，是我上次带给她的，她的枕头旁边放着几本书。而让我惊讶的是，她的嘴里含了一根管子，不知道是做什么用的……我轻轻走过去，把今天的报纸替换了上次的报纸，放在床边的小桌上，想了想，又拿了起来，放在枕头旁那几本书的上边，这样，她醒来，就会立刻发现了。

我先去其他病房转了转，之后，再去看她时，她已经醒了。看到我来了，她很由衷地说了一句："我看到报纸了，你总是想着我，谢谢了。"说这话时，她的表情有些正式，让我还有点不好意思。

她此时正在看一本书，那是她丈夫生前写的自传。那本书不厚，也就两百多页，但我好几次去看她，她都在看这本书。

我站在床边，手把着护栏，和她闲聊了几句。然后我问她："奶奶，您每天怎么安排自己的事情啊？"

"我呀，我没什么安排，早晨起来，愿意的话就看书，中午睡一觉，下午愿意的话再看书，晚上就睡觉了。多亏你的报纸了，因为报纸上的内容我可以反复仔细地看，你拿来的报纸，我可以看两天，解除了我的寂寞。"

"您不特意安排点什么，让生活再充实一些？"

"我躺在这儿，不能动，能做的事情很少，但我也是个自由的人，有时我觉得我是世上最自由的人。"

"为什么这么说啊？"我心里一动，一个连坐起来都费劲的人、连饭都得躺着吃的人，怎么会是全世界最自由的人？

"你看，我躺在这儿了，于是就没有什么任务了，对别人、对社会以及对自己都没什么任务了，也就没什么压力了，那当然就是最自由的人了！"

"奶奶，您是够乐观的，您凡事都特别能想得开。"

"不是我想得开，你又夸我，我不这么想，不就愁死了吗？反正我每天什么也不想，就是顺其自然。来人了，我就说会儿话；没人了，我就看会儿书，不愿看了就睡觉……"

"奶奶，怎么没见您看《红楼梦》呢？"（她特别想看《红楼梦》，我之前特意给她带去一套，她当时还非常激动。）

她笑着说："那本书你还是拿回去吧。"

"怎么了，奶奶？"

"它太厚了，我放在胸前看，每次才看两三页就受不了了，太累了……你说，出这书的人是不是得批评一下，弄这么厚，一点儿也不考虑特殊读者的感受，是不是？"

提示

临终者，在身心痛苦中，需要和自己最大的爱好在一起。有的时候，关怀一个人最好的方法，就是保守住他自己的生命习惯。

一生的福气

我们接着聊天，我说起她常看的老伴的自传。

"奶奶，您老伴是不是对您特别好？"

"是啊，他对我可真好！我们结婚几十年，他从来没有对我发过脾气，他的性格真好。"

我立刻说："奶奶，那您这一生可真够享福的！"

"是啊，我这一生是很有福气的。"

"估计也是因为您的脾气好，你们也不吵架。"

"不行不行，我脾气坏，全是他好。"

我立刻搭腔说："人这一辈子要找一个始终对自己好的老伴，多不容易啊！"

"是啊，我真的是挺有福气的。"

接下来的谈话中，我又多次提到她的幸福。

总找机会提及一个癌症老人的幸福，是非常重要的！

不过说实话，听我说这些时，编辑奶奶并没有太大的情绪波动，也没有喜形于色，好像在说一件非常平常的事情。但是，能把一生的幸福与幸运当作平常，这是幸福的最高境界吧。

对于她，我要做的事情不是关怀，更是"分享"，不是"临终关怀"，而是"临终分享"，因为她自己完成了对自己的关怀，她的内心非常平静，并且有着许多清晰美好的记忆，对我来说，只要问起她那些记忆就足够了……

说句实话，像她这种情况的绝症病人，我以前见得不多，因此就有一个问题在我心底：虽然她有乐观豁达的性格，也有美好的回忆，但毕竟现在得的是脑瘤，她真的就没有特别难过的时候吗？

提示

无数次提示临终者的"核心幸福"，非常重要。

因此，经常用"您这一辈子，您这一生……"作开头语，非常重要！

唯一一次流泪

这天，我又给她带来报纸，她问了一句："是今天的吗？"

"是的。"我笑了，看来她对报纸已经有具体要求了。其实，我是多希望她能有更多的要求啊，不要总是怕麻烦我。

我站在床边和她聊天，聊着聊着，她突然说了一句话："你知道吗，这个报纸不是报纸，它是药啊！"

"怎么这么说呢？"我一愣，心里也一热。

"有了它，我就不用胡思乱想什么了，我就不发愁了，那它当然就是药了啊。"

"我看您每天挺乐观的啊，您也胡思乱想吗？"

"当然了，想我的病啊，尤其是打吊针的时候，一两个小时一动都不能动，能不发愁吗？"

"那这时候您怎么办啊？"

"我就看报纸啊，就什么都不想了。再看得慢点儿，或者把看过的再看一遍，转移注意力，就好多了，所以说这个报纸是药啊。"

"这药还便宜呢，才一块钱，而且还不用您花钱。"

我笑了，奶奶也笑了。

"奶奶，其实，您是我在这个医院里见过的最乐观的人了，一直挺佩服您的。"

"佩服啥啊，不都是已经这样了吗？要不，天天躺在这儿，不就愁死了吗？换成谁都一样。说到底，我是个废人了，废人唯一的作用，就是凡事想开点儿。"

她又补充了一句："你不知道，我这都是逼的。"

"逼的？"

"是啊。我呀，我应该是最不该笑的人啊。你不知道啊，我这人，这一生还是苦啊。老伴本来有，但是死了，孩子本来有，但是也死了，我几乎失去一切亲人，只剩下我自己了，你说我不苦吗？"

说这些话的时候，她还是那种平静而且平常的语气，但眼角已经有泪花了。

我轻轻说了一句："但您还是这么爱笑……"

"对呀，我要是不笑的话，早就死了。得了这个病，我必须笑，不笑也要笑，笑不出来我也要笑，否则我就会愁死了。"

"您有什么具体愁事吗？"

"天天躺在这儿，一动不能动，就是最大的愁事啊，或者说，是天大的愁事啊，我唯一能依靠的就是笑。"

"不管怎么说，您这已经是一种境界了。"

"境界？傻孩子，你净抬举我，我就是一个被逼得没有办法所以只好笑的老太太，哪有什么境界？"

我一时间不知道该说什么，就抬头看了一眼外面的天气，说：

"奶奶，有空我们扶您下楼晒晒太阳吧？"

"不行，很麻烦人的。"

"没事，我们不怕麻烦。"说这话时我觉得有股气在向上顶，我一定要让奶奶去晒太阳！

"谢谢你啊，你不知道，需要有好几个人才能把我扶到轮椅上，但最要命的是，我在轮椅上只能坐十分钟，就咯得受不了，放多厚的垫子都没用，十分钟还不够推我下楼的呢！不用了，谢谢你们了，我这样已经习惯了，已经觉得很好了……"

哦，是这样，突然我鼻子有点发酸，这岂不是说奶奶要永远"躺"在这里？

永远这样——躺着……

但是，笑着……

哦，奶奶……

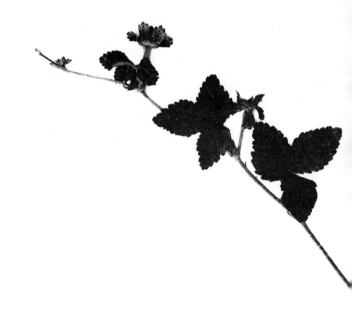

提示

　　没有"没有痛苦"的病人，只有"克服痛苦"的病人，如果她很平和，在心里，请先向她"致敬"。

"得了这个病，

就不是一般人了"

当爱人离她而去

　　与她的对话在病房进行，周围有许多病人，有两三个转过头来认真地听。但是，她的表情仍然很平静，仿佛在说一件非常久远的、别人的事。尽管，这件事就发生在两三个月以前；尽管，她说的是：患癌治病期间，丈夫离她而去。

　　我真的很惊讶她的平静，而我更想知道，她是怎样在无比痛苦之后获得了这一平静。

　　以下是我们的对话：

　　"你现在怎么会这么平静，真的很佩服你。"

　　"其实，对他的离去，我事前已经预感到了。"

　　"在什么时候？"

　　"刚一得病的时候，我就感觉到他的慌张。而他没事时的表情，有点复杂，我的意思是说，好像他在许多时候有点……像是在想什么，我觉得他在想自己怎么办。"

"你们谈过这个问题吗？"

"没有。我对他的回答没有信心。但是我曾经想过，如果他能够照顾我一段时间，我就知足了，我就主动提离婚。"

"在你心里，你觉得至少应该是多长时间？"

"一年吧，大夫说我这个病可能还能挺一年。我也想，夫妻一场，一年的扶持应该是有的吧。"

"但是你实际上是希望他能一直照顾你，对吧？"

"或者说，我希望他能够这么说，我就知足了。但是他一直没有这样的话，我就知道，他会离开我的。"

"那他怎么说？"

"他说，走一步看一步。他说得最多的就是这句话。"

"你有点遗憾吗？"

"那时我有点顾不上这个，满脑子想的是我为什么得这个病，以及，我的孩子怎么办？说实话，我还想过，他要是不要我了还是好事，我就可以直接跳楼了，一切就都结束了。"

"你跳楼了，孩子怎么办？"

"这也是我后来庆幸自己没做傻事的原因，如果把孩子交给这样一个人，我是不会安息的。"

"他照顾你，照顾得好吗？"

"挺好的。其实，我并不恨他，他只是没有做到一个丈夫该做的事情。但是，在认识我的人中，除了爸妈，他是做得最好的了。"

"你这个说法……让我不知该说什么。"

"这是我现在想的，在当时，并不这么想。"

"当时怎么想？"

"开始是对他有期待，后来是怀疑，再后来有点儿愧疚。"

"愧疚？"

"在我心里，有个花钱的底线，这个底线之内，我觉得在花家里我的那份钱，超过了就觉得对不起他了。"

"他没怎么说钱的事情？"

"没说，但是后来我想，他也是有底线的。"

"是什么？"

"可以花光钱，也可以有一些债务，但不要太多。"

"太多是多少？"

"比如，以后几年，什么都不干，就还债了。他的能力一般，可能不是短短几年就能还清。"

"问个问题，如果把他换成你，你会怎么想？"

"不知道，但我不会太在乎钱和债务。"

"为什么？"

"……"

我在等待她的回答。

"……其实，也许真的是不能怪他的。我刚才在想，我得了这个病，就知道生命和感情是最重要的，至于钱，包括债务，没有任何意义。但是，只有在真得了这个病后，才能明白。但是，如果要求他也这么想，也许是难为他了。"

"我发现你一直在替他着想。"

"也许是因为……我还有点爱他吧，呵呵，不知道，我也不知道为什么，反正就觉得谁摊上这个事都够倒霉的。我们是两个倒霉蛋。"

"但是一般人都会认为，或者希望自己的爱人，在这时候表现出特别大的——爱。"

"得了这个病，就不是一般人了。"

提示

生命尽头，生命复杂，不要轻易下"是非判断"。对方内心的"松紧"，比"对错"更重要。

真实的平静

在许多时候，我都奇怪于一点：为什么同样是得病，而许多夫妻的态度却很不一样？

这么想的前提还是：他们，是夫妻啊！

夫妻，是一个很特别的词汇，它既让一部分人觉得，两个人就该患难与共，又让一部分人觉得，如果因为磨难分开，好像也正常。

两个极端之间，让人非常感慨。

实际上，在我见到的众多病人夫妻中，大多数是不离不弃的（尤其是妻子对丈夫的照顾），因此，真的遇到了上面的例子，虽然仅仅是一例，却让人有点难过。

让我们继续这场对话吧。

"你现在真的不恨他？"

"确切地说，比恨更惨，我对他，已经麻木了。"

"是有意让自己——麻木？"

"你怎么知道的？！确实是这样的，因为不论是怨还是恨，或者是悲伤，都会影响我治病的心情，我已经没有那么大的精神头儿对付感情了。现在，对我最重要的就是安心养病。"

"其实想一想，如果他真的是想离开你，那么硬要他来照顾你，估计你们之间会发生许多事情。这些事情，也会非常影响你治病的心情。"

"是的，我也是后来才想明白这一点的。大家都说我是一个非常坚强的人，我如果是自己一个人，我会一直这么坚强下去；如果我的爱人支持我，我会更加坚强；如果我的爱人成天想的是怎么减少损失，以及离开我，我的坚强最终会坍塌，我会受不了的。"

"因此，从治病角度来讲，允许那个想离开的人离开，是一个有利的选择。"

"尽管这个选择是痛苦的。"

"有多痛苦？"

"就是突然不敢相信任何人了，觉得这个世界只有自己了……"

"那你是怎么熬过来的？"

"多亏了朋友，他们来看我，做了许多只有亲人才能做的事，我一下子又觉得这个世界原来有那么多温暖，以前是太悲观了。"

"可不可以这样理解：以前对丈夫是有期待的，而他走了，这种失落让你对感情不再相信；而对朋友是没有太多期待的，而他们做得非常多，这种反差让你对感情又有了惊喜。"

"应该是这样的，所以说，一个人真应该是有朋友的。"

"现在……是你在照顾孩子吗？"

"放在我妈家了。"

"他走的时候，没说要孩子吗？"

"没说。这也是我唯一不能原谅他的地方，他把我和孩子都放弃了。"

"他为什么不要孩子？"

"可能他觉得孩子离不开我，而病中的我也不可能不要孩子，那是我的精神支柱。因此，如果他要孩子，就得同时管我，他也就两个都不要了。"

"那你怎么想？"

"我彻底解脱了。以往还在努力挽救这个婚姻，还在想，给孩子留个爸爸，但是这个事出来后，我就问自己：这个男人是否有资格当我孩子的父亲，甚至，如果有一天我的孩子病了，需要大笔医药费，又要让他破产，他是否会放弃我的孩子。这么一想，我就把他从我心里彻底除掉了。我的心，彻底平静了……"

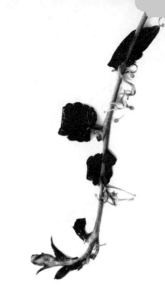

　　"这种平静，是……什么样的平静？"

　　"是很真实的平静，也是真正的平静，也是很舒服的平静，内心中不好的人和事，都没有了；让自己舒服和温暖的人，都在身边了，就像一个湖，越来越美了，然后，就静静等着，等着这辈子，像夕阳慢慢落下来，落在湖里……挺圆满的……"

提示

临终者的坚强及力量，其实很浩大，可以帮助他们全力"调动"，或者，予以巨大的鼓励赞许。他们如果意识到自己的力量，也会"惊喜"！

虚拟的小孩

　　到一个绝症孩子家里去关怀探访，与在医院里进行关怀是很不一样的。

　　我曾经关怀过一个得肉瘤的小女孩，那时她才上小学四年级，她的家境一般，父母都是外地来此打工的。

　　她是肿瘤医院宁养院的医生推荐给我的，院长已经给女孩的父母打了电话，把我的来意说了，女孩的父母都表示欢迎。

　　因为是宁养院推荐的病人，我知道，可能，女孩的生命不会很长了。

　　到了女孩家附近，我先特意去了一趟商店，那是该平房区唯一的一家商店。商店其实并不小，只是从陈设到商品，都让人觉得好像回到十年以前。我来到儿童柜台，想给小女孩买个礼物（关怀得了绝症的小孩，第一次去或者第二次去，最好带个礼物）。我几乎一眼就相中了一个礼物，那是一个立体的玻璃制品，在玻璃的四方空间里，一个美人鱼坐在沙滩上，后面是流沙，从上往下流淌着。它的价格是这里最贵的，我犹豫了一下，还是买了下来。

找到了女孩的家，我敲门进去。女孩的父母迎了出来，他们都很年轻，看着非常朴实，也非常热情，当然，也有一些局促。进了家门，先是一个小厅，左边一间屋子，右边一间屋子，他们把我直接领进右边的屋子，一个不足十平方米的房间，在那里，我见到了得病的小女孩。

那是一个挺漂亮的小孩，瓜子脸，马尾辫，眼睛很大，让我有点惊讶的是，她还落落大方的（也许是当班级干部的缘故），并没有小女孩看到生人时的局促和害羞。她脆脆地说了一句："叔叔好！"

"你好！"我也大声回答着。

由于肉瘤长在她的背部，所以她只能趴着或者侧身躺着，我进来后，她就由趴着改成侧身躺着了。

我们随便聊着天，也就是问问她的学校情况什么的，一问一答间都很"正式"。

孩子的父母在旁边看着，虽然他们一直面带微笑，但我还是有点放不开，孩子也是。而我还不能像去医院那样——只待个十几分钟，留一个印象就走，然后去看其他病人。来这里一次不容易，这里，只有一个病人。

在适当的"寒暄"后，我拿出了我的秘密武器——美人鱼沙漏。他们一家三口看到我的礼物，都露出了惊讶的表情。

母亲说："孩子曾经和我们提过想买这个东西，我们觉得……有点贵，就没给她买。"

居然会这么巧！

这个如此巧的礼物迅速拉近了我和这一家人的距离，我也借机大胆地提了一个要求。我笑着对孩子父母说："我想和孩子单独聊聊天，可以吗？"（请注意，说"聊聊天"比说"聊聊"要显得轻松些，不那么正式，避免给孩子和家长以压抑感。）

"可以，可以，当然可以！你们聊。"（在一般情况下，在医院里，病人的家属不会主动提出让你和病人单独聊天，除非他们已经看到你劝慰的效果，或者对你充分信任，或者你之前与家属做了充分的沟通。而在家庭关怀里，做到这一点要相对容易些，因为实际上，当你在路上花了那么多时间来到他们的家，他们就已经感受到了你的诚心。）

我和小女孩可以单独沟通了……

这时候，小姑娘就有点局促了，低着头，不说话，就等着我问她问题。

其实，最重要的问题，是她在多大程度上了解自己的病情，这是之后做关怀的基础，而问这个问题，确实得有些技巧，尤其是面对一个孩子。

我问她："得这个病肯定不高兴吧？"

"是。"

"告诉叔叔，得这个病已经有一段时间了，现在你最不高兴的事情是什么？"

"就是，不知道什么时候能好。"

这话很重要！非常重要！

一般情况下，孩子对这种病无非两种态度：其一，觉得自己要死了，非常恐惧；其二，自己的病会好，就是不知道什么时候能好，或者，为什么总不好，很闹心。

这两种态度，各自需要的关怀方法是不一样的。

"你觉得最长是多长时间，否则你就会很烦？"我追问了一句。

"爸妈说可能还需要好几个月，我怕，怕……留级。如果留级，太丢人了。"

好的，我已经知道孩子的想法了，短时间内，她应该不会有死亡的恐惧，那么，以后的关怀，就按照"重病关怀"的感觉来就可以了。

之后，我用了一个老方法，说出一个"虚拟的人"，即一个和她年龄相仿的病人。我说："叔叔认识一个小孩，

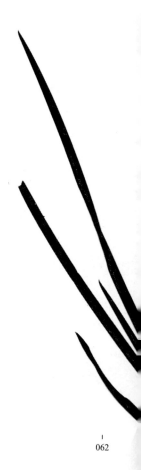

和你得的病差不多……"

这个方法的目的是，在说那个孩子的一些表现时，面前的孩子一般会听得比较认真，还会问一些问题。而且，用那个虚拟的人的各种"积极表现"做对照，孩子的许多困惑就得到"解决"。比如，这个女孩就在说：为什么自己的病总是不好，为什么会疼，会不会耽误学习，小朋友会不会不喜欢自己，以及最重要的，我也要向那个哥哥学习，不怕疼，好好治病，即便留级到了新班级，也要和新同学处理好关系，让他们喜欢我……

效果不错！初战告捷！

提示

关怀绝症儿童，要做好心理准备，他们的烦恼痛苦大都比较"小"，而且更多的是与学习、学校、同学、老师有关，要放下关怀身段，和小孩子的实际生活"共鸣"。

最暖黄昏

　　在我去了两次之后，我和小女孩的关系越来越好。我偶尔会问她：还有什么不高兴的事情吗？这一次，她终于说了一个更大的烦恼：她觉得自己不是个好孩子。

　　我问，为什么呢?
　　她说，她总惹爸妈生气。我再继续问下去才明白，原来小女孩经常听到父母在吵架，而吵架的原因和她的病情有关，她觉得是自己的病情导致了父母不和，自己不是一个好孩子……
　　要解决这样一个问题，就不能单单对小女孩做劝解，而必须直接介入到她父母的争吵之中。
　　我将她的父母请到了外面，我们三个就聊起来。我提到了小女孩的烦恼，当时，女孩的父亲非常惊讶，他说夫妻二人的争吵确实存在，但是每次都尽量离孩子很远，他以为孩子听不见，或者感受不到。而我继续了解才知道，他们争吵的原因竟然是这个：当又有了一些钱之后，父亲就想着应该继续治疗，哪怕再延续孩子三个月、半年的生命。而母亲就觉得应该带她去玩，带她去一些她还没有玩过的地方。

面对这样一个原因，我不知道该说些什么。

之后，女孩父母真的不争吵了；也就在那之后，在我们四个人中间发生了一些微妙的变化。小女孩明显发现父母不再吵架了，她知道是我这个外来志愿者起的作用，她非常高兴，对我也更加信任。而女孩父亲也因此意识到，原来出现一个外来的志愿者，他会沟通他们一家三口之间很多重要信息。这些信息如果没有一个外人沟通，他们彼此都不可能知道，或者彼此都不可能调解。因此，他们一家三口都很喜欢我的到来。

后来，在我的记忆中，有了这样一个非常温暖的场景：黄昏时分，在小女孩的房间里，我坐在门边的椅子上。椅子对面，是一张大床，父亲坐在床的最里面，小女孩趴在床上，母亲坐在床尾，给她揉有点浮肿的脚。我们四个随便说点什么，时不时地，小女孩会咯咯笑起来……在这一时刻，我真的忘记了小女孩的病情，只觉得这是一个非常平常却又如此幸福的家庭，这种平常的幸福场景，甚至有一种巨大的感染力。

......

我确实从来没有想过，小女孩大概何时会离开这个世界。因为她的症状不是特别明显，不是那种特别虚弱、特别痛苦的症状。因此，有一天，我在临走的时候还跟她讲：过两天我来的时候，会给你买一个特别的小礼物。

　　她非常期待……

　　我要给她买什么呢？她之前提到过，很想养一些小乌龟，毕竟天天在家里趴在床上，很寂寞。

　　第二天，我特意去了一趟花鸟鱼虫市场，给她买了几只小乌龟。第三天早晨，我去往她的家（之后再去上班），但是当我在上午七八点钟到她家门口的时候，我呆住了。这已经是类似灵堂布置的屋子，小女孩，去世了……她的父亲看到我，哭着出来，趴在我的肩头，说她走了。

　　之后，我离开那里，拎着几只小乌龟，坐着公交车，往回走。

　　一生中，我第一次知道，什么叫作大脑一片空白，一路上大概四十分钟的车程，脑子里一个念头也没有……

　　在下车的时候，我走了几步，突然之间，有一句话冒了出来："这样的临终关怀，你还做吗？"

　　我做了回答："其实自己可以做得更好。"

　　包括之前，我还想着在小女孩生日来临的时候，为她准备一个生日 Party。她的父母也有意请她的同学们过来，或者我请其他的志愿者一起来。但是，这个愿望最终没有实现。

回想整个关怀的过程，虽然知道自己已经尽力了，但当你面对一个绝症儿童的时候，你总觉得，在什么地方其实可以做得更好。是的，当你面对一个绝症儿童的时候，你总觉得，在什么地方其实可以做得更好。

　　这样的一种感觉，这样的一种愧疚……
　　我希望自己下决心，一直做下去。

提示

孩子去世之后，孩子父母也邀请我去她家做客，但我婉拒了。因为，我已经是他们人生最痛苦记忆的一部分。关怀绝症儿童一旦结束，就要从其父母的生活中彻底消失。

一个果核

你见过果核吗？

就像杏子里面那种月牙形的核，那个核很硬。不过，我们想象一下，那个核有一个小洞，而这个洞，是被人硬磨出来的，而磨的人，是得了癌症的孩子和他的奶奶。

那，将是怎样一个情景？

小男孩也就七八岁的样子，圆脸，肉鼓鼓的，非常可爱。第一次见他时，他正在病床上用笔记本电脑玩游戏。他的奶奶斜靠在床角，一个胳膊放在窗台下面，手里不停蹭着什么。我仔细一看，她拿的是一个月牙形的果核。

我笑着问："您这是做什么啊？"

她欠了欠身，说："孩子想吹哨玩，也没地方买哨啊，就看到这个东西了，反正待着也没什么事，就给他磨一个吧。"

"那得要多长时间啊？"

"没事，时间有的是。"

之后，我经常去看这个小男孩，每次去的时候他几乎都在玩游戏，后来也给我讲讲他玩的游戏。那个时候他会有点兴奋，声调也很高，而他的奶奶则认真地磨那个果核。

说句实话，和一个七八岁的孩子在一起，能做的事情非常有限，你无法和他谈什么，他似乎对自己的病情也不关心，不像更大的孩子愿意说自己的病，并有比较具体的苦恼。他能够转移视线的东西，就是——很好地玩。所以，对于以说为"特长"的我来说，在他面前实在没有用武之地。

现在想来，其实，对于无法"交流"的很小的孩子，最好的办法，真的就是让他们"玩起来"，给他们创造一切条件，

让他们玩自己喜欢玩的东西！就像这个孩子的父亲给孩子准备了十几种电子游戏，而同一个病房的几个大病友，也让朋友从外面给孩子带来新的游戏。因此，每次我去看这个孩子的时候，他并没有太愁眉苦脸的样子（当然也不是很高兴），就是专注地玩游戏，而奶奶，就是磨她的果核。

一段时间内，我实在不像一个关怀者，更像一个路人，觉得这祖孙俩挺自得其乐的，我就是个看客，看看，说几句话，就走了。

我曾经为此困惑过：那我的作用又是什么呢？我好像没什么作用啊。后来，我有点想明白了，也许，并不是所有的病人都需要我们具体做什么。他们在之前的治疗中形成了新的稳定的生活方式，这一方式，让病人和家属处在相对平衡的状态，大家都接受了目前的处境，都明确了在这个处境中自己的任务，都找到了调节自己心情的特殊的方法。就像这个孩子在安静地打游戏，奶奶在耐心地磨果核，而那位让人尊敬的父亲，则处理经济上的压力和心灵上的痛苦。

一切都很平静，一切都归于平静，尽管孩子的病情不容乐观。

后来，一家人离开了北京，回老家继续治疗，我就再没见过他们。但是，非常幸运的是，我在最后一次见他们时，看到了磨出一个洞的果核！奶奶磨了快一个月，终于成功了！那天，小男孩还为我吹了几下，只是没有吹出哨音。奶奶说这个果核不太好，她准备再磨一个……

一段新的归于平衡、平稳的治疗时间，即将开始。

那个没吹出哨音的小男孩，那个把手放在窗台下一直磨果核的奶奶，他们是我那个夏天最深刻的记忆之一。

远方的你们，现在还好吗？

癌症，

只是生活方式

癌症，

只是生活方式

癌症是什么？

是一场灾难。

更是一种特殊的生活方式。

如果不把癌症当作一种疾病，不当作一场灾难，而就是一种生活方式，这种方式，始终有不舒服的东西贯穿，并在大多数时候带来痛苦，但在心灵深处，坚定地认为自己来到医院，只是开始一个叫作"治疗癌症"的新生活。

那样的话，病人的内心是否会好受一点？

会有人做到这点吗？

会有人相信——有人曾经做到这一点吗？

我相信，因为我见过。

一个中年女病人，做了大大小小快二十次化疗，仍然活着。

仍然活着。

这句话不是我说的，是门诊大夫说的。

大夫的原话是："你还活着？"

第一次说出这句话，是医生本能的惊讶；再往后，就是大家熟了之后开的玩笑，而她，似乎也很受用这句话。

第一次见到她时，我正和一个病人聊天。病房门一开，她走了进来，风风火火的。她有一米七左右，短发，看着也就四十多岁，背了个运动包，快步往里走。走到最里面那张病床前，把包往床上一扔，往上衣兜里摸了一下，拿出手机，也扔到床上，转过身来，和病友们热情地打招呼。

她给人的感觉就像是……怎么说呢，不像病人，更像是病人家属，而且还是——病好了要出院的病人的家属；而和她一起来的那位家属，倒像是个重病人，一脸愁容。

第二次见她，是在一个周日，上午八点左右。我来到医院，穿过院子，刚走上住院部门前的缓坡，正好看见她和家属（后来知道是她的姑姑）从医院走出来，两人兴致很高，说说笑笑的。我问她去哪里，她说："听说离这儿不远有个公园，我俩过去看看，回头见！"

"回头见！"

我回了一句，本能地用了她的语气，用完之后才发现，这个语气很阳光很有朝气。

我，在一个大早晨居然被一个癌症病人的朝气给感染了，这，太不可思议了。

　　我对这个病人产生了浓厚的兴趣。

提示

请相信，在这个世界上，每一个巨大痛苦之下，都有最美的微笑。相信之时，已生力量。

有的时候，让对方看到真实的抗击癌症的人的照片或故事，也会有效。

上班的内容："活着"

后来，去了病房两三次，也就有机会对她多了些了解。

她告诉我，她的癌细胞已转移多处，现在每活一天都是赚的。她的家在另一个省，做完一次化疗就回家，下次化疗之前再过来。感觉好些了就去上班；感觉不好了，一检查肿瘤又大了，就又来北京；没有住院床位，她就在住院部待着，从早到晚守着，第一个空床出现，她就第一个知道，第一个补上。

她和这里的大夫护士都熟了，按照她的话讲，她来这儿就像上班似的，或者说，是一个"兼职"。

说这些的时候，她有点神采飞扬的，

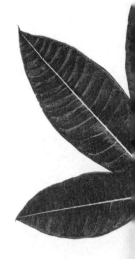

尤其说到她总能成为最先补床的一个，她很得意。在她旁边，是听得目瞪口呆的我，以及神态痛苦的其他病人。

真的，偶尔，你会有错觉，觉得她就像在讲评书，并且还有听众，只不过病人居多，仅此而已。

再后来，我从她的闲聊中知道，因为这个病，她的爱人离开了她，她自己一个人，为自己的"命"努力。

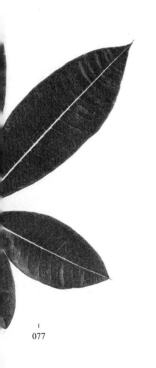

她化疗近二十次，与之有关的痛苦，比如剧烈的恶心、不停的呕吐、吐胃液（没有什么可吐的）、掉头发、高烧不退、连续几天连说话的力量都没有，所有这些，她都习惯了。

爱人离她而去，剩她孤零零在世界上，忍受由此带来的各种打击，她习惯了。

她要活着，身体和精神的双重痛苦已经不重要了。

是的，不是不痛苦，而是不重要了。

在以往，我相信一个人的生命是有境界之分的；而她，境界高得让我难以理解。

来看我和她的一段对话。

"你简直是个奇迹，你怎么能这样，好像什么都活明白了。"

"如果为了活，就什么都明白了。"

"你也是个正常人啊，那些苦恼不可能没有啊。"

"当然有了，只不过身体的痛苦就那几样，总是那样，有个十几次就麻木了。你都知道它是什么样，甚至，它什么时间发作你都知道；发作之后，怎么发展你也知道；什么时候结束你也知道；它怎么折腾你，你也知道。到这个时候，它就只剩下痛，就没有苦了。"

"你是说，身体的痛苦会在某个时候成为习惯，就不那么痛苦了？"

"什么都会成为习惯的，爱人走了，当时觉得绝望，现在再想起他也没什么感觉，还觉得挺奇怪的，当初我为他那么难过，怎么会呢？"

"不过，我觉得这也有点可怕，好像什么感觉都没有了。"

"活着，剩下活着，'活着'两个字可不是那么简单的，一个本该死的人还活着，那可太不一样了。"

"怎么不一样？"

"太好玩了。每天一睁开眼睛，你发现自己还活着。昨晚睡觉的时候，你还觉得自己就要睡过去呢，但是你还活着。然后，就觉得这个世界比过去好玩，有许多新奇的地方，真的，即使外面天气不好，你也觉得这里有什么东西吸引你……后来，你就看见了自己挺喜欢的某个人，或者是病友，或者是护士、大夫。知道吗，你还能看见你所喜欢的人，还能看见他笑着走过来，这感觉就挺棒的。就像你过去喜欢的一个人，他已经去世了，但是你却又能见到他了，他又回到人间了，就是那种感觉……然后，你治疗，治疗的时候可以想许多许多事情，那些事情就像真的一样，或者，像一场电影，因为你快死了，所以它们真的像一场电影，那么清楚的电影，你就在那儿闭着眼睛看着……"

提示

生命尽头，不只是痛苦与悲伤，还有对于生命最美的感知。

离开世界的不是我

她接着说。

"你到了医院外面，也觉得新鲜，就好像从来没有到过这个世界，或者说你根本就不了解这个世界。再换个说法，有那么多从未发现的东西出现了，至于是什么，一时也说不清。反正无论做什么，你都很愿意做。真的，你体会一下，一个人，在世界上无论做什么事都愿意做，这个人是不是活得很有滋味，活得非常好？而我，就是这样的，哪怕去小卖部买个东西，都会很高兴的。我要离开这个世界了，以上的感觉就都出来了。"

"那……你不担心这一切很快就没有了？"

"对所有人来说，这一切都会没有的，早晚都会没有的，他们不担心，我为什么要担心？"

"也是……"

"知道吗，我有一种感觉，很奇怪的感觉，就是死亡不是我的事情。如果死亡，死的那个人不是我，而是和我同名的一个人，长得一样的人。她负责死亡，而我，负责现在活着，并且好好活着。而且，人到了必然要死的时候，这个人还能四处走动、到处看看，是这个人莫大的福气，因为老天给她安排了我上面所说的那些感受。不对，不是老天安排的，那些感受，我越想越觉得就是我自己带的，好像到了生命的尽头，只要你能够乐观一些，还能四处走动，那些感觉就肯定能来。对了，如果要这么说的话，我赞成在一个人生命不可挽回的情况下告诉他实情，让他四处走动，去体会那些感觉。"

"这种感觉，太特别了。"

"是的，一个人，只有到了极端的身体状态下才会有这些感觉。你让一个人在健康的时候有那些感觉，不可能。但是，换一个说法，一个人到了极端的身体状态下也不要太难过，因为会有那些好的感觉，美好的生命体验……真的，也许，一个人承受极端的身体上的痛苦，就是为了获得生命尽头特别美好的体验。"

"你说的这些，概括起来，是不是就是突然之间，对生命特别热爱？"

"以往也知道对生命应该热爱，但是，没有这些感觉。热爱，好像就是一种道理，或者理论，无法实践它，现在，在这些感觉下，就忍不住地热爱生命了。"

"你说的，都是还能四处走动的情况，那些已经无法走动、躺在床上一动不能动的人，并且被痛苦深深折磨的人，怎么办？"

　　"我相信他们一定也会有的，不过，可能不是来自这个世界，而是来自身边亲人与朋友的关心。从那里，他们肯定也能得到特别好的感觉，知道生命中的亲情究竟是怎么一回事。实际上，天底下，只有临终者才真正知道这个世界是什么样子，或者说，世界的本来样子是什么，或者说，世界本来的那个特别美好的样子是什么。这个样子被他们发现，他们是生命的幸运者，是生命美好的终极体验者，而体验结束后，他们，就走了。"

提示

极端，是双向的，来自痛苦，终于幸福。

痛苦有多大，幸福就可能有多大，而把这种可能变为现实，需要临终关怀者的努力。

"失踪"的病人

以上我和她的大段对话，实际上是一场虚拟对话。

一场并未发生的对话。

因为，我找不到她了。

想起这件事，我真觉得是一件非常奇怪的事情，仿佛有什么在阻止我与她的见面。第二次见到她的时候，我就要了她的电话，并且和她说，一定找时间和她好好聊一下。我觉得，她的经历和感受会对癌症病人有用。她当时笑了，说，没有问题，随时可以去找她。

后来，我弄丢了她的电话号码。我把她的电话号码存在我的手机里，但有一次，不小心删除了全部记录，从我有手机开始，第一次发生这样的事情。而当我去医院时，得知她一个疗程结束，已经回老家了。

我把她丢了。

我当时非常沮丧，觉得自己错过了癌症关怀的"金矿"。

在很长一段时间里，我甚至不敢去想她，一想她，就觉得好像对不起许多人。

但是后来，她又出现了！在我去看其他病人时，又一次见到了她！天哪！又一次见到了她！！我欣喜若狂，我立刻又要了她的电话号码，并且记在我随身携带的本子上，又和她说了我要和她好好聊聊，她还是笑着答应了。

哦，我的"金矿"又出现了！我觉得仅仅是她，我就可以写出几万字对癌症患者有用的东西，我甚至想是否该找一个录音笔，把她说的话都录下来。

几天后，我丢了那个随身携带的本子。

这也是几年都不曾发生的事情。

等到休息日，我立刻去医院，直接去她的病房，但是，她又回家了。

四五个月过去了，我再也没有见到她。

我把她真的弄丢了。

也丢了那么多有意义的发现。

我想说，对不起。

作为一种弥补，我写了上面那些和她的虚拟对话。

虽然是虚拟的，但我相信，它们会出现在像她那样有着超然达观精神的患者心里，甚至，这些东西，只是他们微笑之下的生命的一小部分光芒，更多的光泽，我还没有发现。

在癌症患者中，有价值的、实实在在的、让心灵宽慰的东西，其数量和厚度，永远在我们想象力之外。

也许，我与她这一生都不会再见了。在此，我特别想说的一句话是：

她，以及她所代表的精神力量，存在着，并且，比我们想象的——更加深厚。

我来作证。

提示

有些人，比英雄还要伟大，因为他拯救的，是极端痛苦下的每一个心灵。

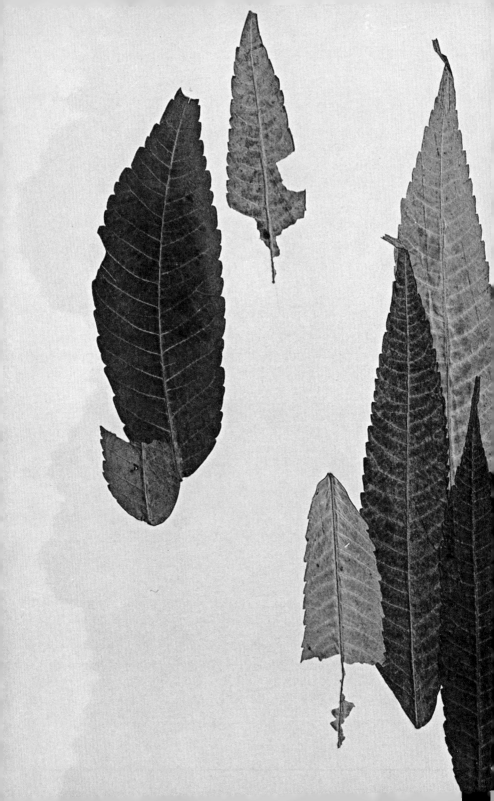

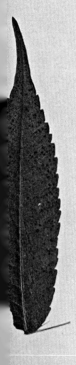

第二章

解开心结，
才能释怀

有些话，

一定要说

拒绝关怀的奶奶

我走进病房，平躺在床上的骨癌奶奶对我点了一下头，然后把身子往床下方挪了一下，脸上是痛苦的表情。

"不舒服？"我问。

她轻轻"嗯"了一声，闭上了眼睛。

骨癌奶奶今年74岁，她的脸部肌肉有点塌陷，但气色还好，说话也很快。她说是女儿把她送来的，住了几天了，靠吗啡顶着，每四小时打一次。

说起和她的认识，也很有意思，她，是我"巴结"来的关怀对象。

之前，我一直关怀病房中的另一个病人，时常和骨癌奶奶打个招呼，但她大都没有什么热情，偶尔想和她攀谈几句，她都摇摇手拒绝了。

我需要让她相信我，我能做什么呢？看来也只好采用

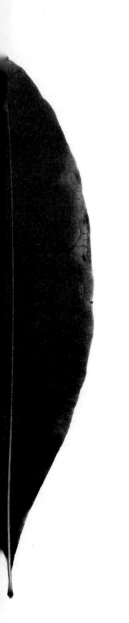

"巴结"的方法了。我看见她的床上有一本杂志,过期的杂志,知道她是借此消磨时间的,我的心中有了办法。

第二天快中午的时候,在到达医院时,我特意去附近的书报亭买了一本最新的同样的杂志。

我走进病房,先和她打了个招呼。

"我看见您今天好多了。"

"是吗?"

我拿出杂志:"我看您喜欢这个杂志,就给您买了一本。"

"哦,不用,我……给你钱吧。"

"不用不用,那……没事,我先去看看其他人,再见。"

我立刻告辞了。

之后,我又买了这本杂志的下月刊。之后,又买了这本杂志的过刊。在我给她送到第四本杂志时,我听到了非常特别的一句话:

"小伙子,别总站着,你坐啊!"

"你坐啊!"

多么好的一句话,多么重要的一句

话！终于等到了。也怪了，几乎所有病
人接纳你时说的都是这句话！

提示

屡次"巴结"临终者，必有好的关怀结果。
这个世界上最简单的关怀方法，就是——
"就是对你好"。

故作"轻松"

骨瘤奶奶睁开眼，看着我，说话很虚弱："我的病……加重了。"然后就是沉默。我在她旁边的空床上坐着，那是一位刚去世的癌症病人留下的空床，一段时间内她们两人曾"相依为命"。

我调整了一下自己的心情，立刻进入角色——现在最重要的，是以轻松乃至调侃的心态把她的心理压力去掉，或者淡化。我笑着说：

"奶奶，没事，您可别胡思乱想，刚才遇见大夫，大夫还说您没什么大事。"

"我肚子胀，吃不下饭。"

"哎，不就是肚子胀吗，我有时还肚子胀，也吃不下饭呢。"

"是吗？"

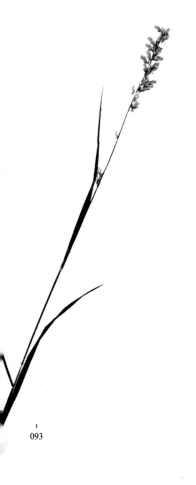

　　"就是，这又不是什么要命的病，而且您知道吗，您要是病得重了，快不行了，大夫早就通知您的孩子了，他们一大帮人早就来了。我以前和您说过的那个奶奶，大夫以为她不行了，就告诉了家属，结果奶奶家里来了一二十人，屋里都站不下。结果奶奶挺过去了，两天后就好了。对了，她也有吃不下饭的时候，正常！"

　　"是吗？"

　　"来，我来看看给您点滴的是什么药。"我站起身，装模作样地看那个吊瓶。说实话，那上面的药名我根本不认识，也不知道它的功效，反正看一下就行了。我坐下来，说："我看了，奶奶，不是什么抢救的药，就是普通治炎症的药，没事，您就放心吧！"

　　"你说的那个病人，她能走路吗？"

　　"不能走路，在床上躺了两年，一动不能动。"

　　"是吗？唉，我这样太遭罪，还不如死了算了。"

　　听到这话，我心里一动。说实话，

我真觉得奶奶可能快不行了。在我见过的绝症病人中，只要是病情加重，就都是往下坡路走，并且速度很快，一两个月就去世了，几乎每一个人都是这样！看见奶奶这样，我确实很担心……

因此，我也得做好奶奶在一两个月内去世的准备，而有些话，就必须要对她说了……

提示

无论病人病情多重，关怀者的表情都要很"轻松"；病人放松，才能持续"战斗"。

关怀提速

以下，是我们之间的一次对话。

"哎呀，我花了儿子二十几万哪，对不起儿子啊！"

"奶奶，您过去一辈子也给他花了不少的钱啊，权当他现在把钱都还给您了！"

"过去每月才花多少钱啊，哪有二十几万啊。"

"现在的二十万，就相当于过去的两万。您养了他几十年，还没花两万块钱？"

"这倒是，现在的二十万也就是过去的两万。但不能这么说啊，儿子花妈妈的钱是应该的啊！"

"您肯定不觉得花自己母亲（孩子外婆）的钱是应该的，您觉得花儿子的钱内疚，儿子却觉得很正常啊，对不对？"

"儿子好说，有时儿媳妇在我面前说倾家荡产什么的，我心里不好受。"

"人家都倾家荡产了，还不让人家嘟囔两句啊。"

"不是，我也不想花这个钱，我也想死啊，但我动不了啊。"

"奶奶，您要是跳楼了，儿女们以及他们的家人就得被人指点，被骂上一辈子。您想想，他们都倾家荡产了，最后还背了这么一个骂名，而且一生都在自责，这多不幸啊。您想让他们这么不幸吗？"

"所以我就希望咱们国家有安乐死啊！"

"这个短时间内肯定不会有的，那我们就得面对现实。既然孩子们花钱把我们的命保下来了，我们的命就不再是自己的了，就得为孩子活着，不能随便放弃生命，能多活一天就多活一天，能多快乐一天就多快乐一天，或者，能多快乐一小时就多快乐一小时，能少闹心一小时就少闹心一小时，您说呢？"

"话是这么说，但确实疼啊，难受啊！不过，和你这么说一说，我也确实好受一些了。"

"奶奶，那以后您有什么不高兴的，就立刻告诉我，好吗？"

"好的。"

我们聊了一会儿后，护工就把中午饭端上来了，问她什么时候吃。她回答得很干脆："一会儿吃。"她看来是想和我多聊一会儿，但我确实不能耽误她吃饭，就起身告辞了。她见我去意已决，就和我说再见。但说完"再见"后，她突然伸出手，竖起大拇指，说了一句："谢谢你，你真好，真是好样的！"

这句夸奖来得很突然，我一时有点愣。我笑了笑，转身走了，走的时候心想："奶奶是什么都知道啊！她知道我是特意给她买的杂志，她知道我对她好……"

几天以后。

我仅仅几天没来看她，她就已经瘦得明显脱相了，好像两颊上的肉一下子就没有了！我愣愣地往里走。她在吸氧，侧身，脸对着墙。她看见了我，但没有反应。我走到近前，她含糊地说了一个词，我没听清，然后就看见她摆了摆手，闭上眼睛，不再理我了。我向前一探身，摸了摸她的头发，又拍了拍她的手。她的手冰凉，我的心也一凉，我知道，奶奶也许没有多少时间了。

第二天，我再去看她，她说肚子胀，好像总有气在那儿顶着。

她已经感到了恐惧，因为曾经和她同屋的一个病人，在临去世之前的表现就是好多天吃不下饭。

我安静地听她说，听她把内心的忧虑及恐惧都说出来："快不行了……""太难受了……""要走了……"

这时，我下定决心把一些话说出来，我也担心她随时要离去啊！

"奶奶，不管怎么样，您这一辈子挺值了，和先走的奶奶相比，您比她大那么多，她那么年轻就走了，我们挺值了。"

"是的，值了。"

"而且，您的孩子还那么孝顺，这辈子真的挺好。"

"是的，我也这么想。"

之后，她不说话了，又闭目休息，我就告辞了。

骨癌奶奶走了。那天，拍她冰凉的手告别，是永别了。

说实话，我真的替她有一种解脱感，她彻底解脱了。这种解脱是她所渴求的，回想对她的关怀，我做得也许还可以，尤其在后期及时说出了那些劝慰她"一生幸福"的话。尽管我怀疑，她在最后几天是否能想起那些话，但毕竟有人对她这样说了。

临终关怀，重要的不是结果，因为每个临终者的心态、性格以及脾气都不一样，你无法确认他们是否听得进去。你能做到的，就是在他们临终时，必须让他们听到这些话！

这个世界，有一些声音传出来，传到他的耳中，这些话让他突然觉得——这个世界有某种东西与病痛无关，只与自己的人生有关，只与人生中的幸福有关，只与幸福中自己能把握的那部分有关……

奶奶，您走好。

之后的几天，我在思考一个问题：我发现，面对老人们的离去，自己的内心越发平静了，不像过去那么轻易动感情了，那么，自己是不是心变硬了？

我仔细思考这个问题，得出的结论是：这不是一个"问题"，而是一个自然而然的变化。就像医生，也有类似的职业心态：看到病人离去，逐渐平静，而遇到下一个病人时，仍然全力以赴救治！

生命尽头的老人，不需要一个激动的我、痛苦的我、悲伤的我，甚至都不需要我，他们只需要一个好的、轻松一些的心境。而这一点，一个平静的我，似乎能做得更好。

提示

有一句关怀的话最重要，一定要说出来：您这辈子，其实挺值的。

甚至，觉得对方可能要离世了，即便没有合适的表达时机，也要强行表达。喊，也要喊出来！

我的特别感受

　　对高龄临终老人的关怀，有的时候，我会比较感慨。

　　有的老人自己想走，他觉得自己太老了。按照他的话讲，身边的同学、朋友，甚至自己的儿女都已经去世了，他太孤独了。

　　有的人老年痴呆，其实，从某种意义上讲，老年痴呆也是对人的一种"保护"，因为你不知道自己到底在哪儿，究竟多大岁数，不需要"完全清醒地面对痛苦"，然后就离开了这个世界。

　　有的老人不希望天天就那么躺着，疼痛成为日常，大小便不能自理，对于去世，不排斥，只不过希望走得不要那么辛苦，不那么折腾。

　　因此，某一天到了死亡的前夕，可能并不像许多人之前想的那样——那么害怕死亡。以往觉得，死亡是非常可怕的一个东西，你离它越近，就越害怕，其实不是。

有可能，你离它越近的时候，内心越无所谓。

从我对两百多位临终老人的关怀来看，我很少见到：一个老人知道自己要走了，天天恐惧得不得了，哆哆嗦嗦的，惊恐不已，把自己吓得心脏病复发，等等。好像每个老人都已经在某个时候进入了生命的最后阶段——内心平稳期。

死亡恐惧，多多少少，是个伪命题。

对于我来讲，对于死亡，不期待，不害怕，不恐惧。

如此，生命中固有的伴随一生的"无常"恐惧，好像就此消失。内心深处，总是有一种大的平静。

临终的从容，向前倒推，能够让一生从容。

奇怪的平静

一个病房内，病床的上方，有环形的帘，这个帘拉起来，就形成一个独立的空间，在这个空间里，我和一个病人轻声交谈。

他躺在那里，脸向我的方向转过来，我坐在他床边的小凳子上，为了让他侧脸的幅度不要太大，我把凳子往后挪了一下。

这是一个比较特殊的病人。医生说，他对自己的病情非常清楚，他知道自己……可能快走了。

他并不是护士长为我引荐的关怀对象。之前，当我和病房里其他病人交流时，经常主动和他打个招呼，问候他一下，渐渐地，我就坐在他的旁边，直接交谈了。

这是临终关怀者扩大关怀范围的"小技巧"。

虽然已有"交流"的基础，也知道他对自己病情的看法，但真的面对他，我仍然试探性地问了一句："对您的病情，您自己怎么看？"

之所以如此"直入主题"，是因为，我可能等不到第三次第四次和他见面，等不到核心关怀的时刻到来，他就可能……

他说话很慢，一字一字地，有点费力："我知道，没有太多的日子了。"

我没有立刻说话，而是观察他的表情。他很平静，这种平静不是装出来的，也不是无奈到极点的表现，而是……怎么说呢，是那种几乎具有感染力的平静——看到他的表情，你也立刻能够平静下来。

"那你现在，最大的愿望是什么？"

"就是……不要再反复了，不要再折腾了，让我……快点走吧。"

我知道，这些话的意思还包括：不要再给他无谓的希望，让他保持对死亡的肯定，不要让他再"患得患失"，他只需要——内心的平静。

于是，在这一刻，我笑了一下，笑着对他说："真的挺佩服你的，在这么多病人中，你是最豁达的了。"

他也笑了，说："真的，我已经不留恋了，没什么好留恋的。"

"为什么？"

他说了一个原因（为病人隐私，略）。

我一愣，没想到他竟然说了这么一个原因。这个原因在我看来，甚至有点奇怪，但他不像是在开玩笑，而是很严肃地在说。

　　说实话，我有点跟不上他的思路，真的是第一次遇到这样的病人，会因为这个原因而不再留恋。我无法判断，到底真的是这个原因让他如此失望（反正我觉得不至于此），还是他在内心中尽力寻求平静，不自觉加大了这个原因的灰色影响。但不管怎样，有一点非常重要，他已经找到了让自己从容离去的"理由"，而临终关怀者的任务就是：强化这一"理由"，不论它是对还是错！

　　再说一次：强化这一"理由"，不论它是对还是错！

　　我说："是啊，这个情况真是……唉，怎么会这样啊？"
　　听到我的附和，他立刻有了精神头，继续这个话题，不停地说着。

　　我们持续讨论着、强化着这个原因，当我起身告辞时，我看得出他的表情中有一种……满足，而他也明确表达了欢迎我再来的愿望。

　　走出医院时，我发现，自己多少受了他一点影响，好像也觉得那个原因很重要了，甚至，自己人生中好像也有类似现象，我立刻给自己做心理建设：假的，这都是假的……

　　每个人，都会走向临终，都渴望拥有平静离去的理由，

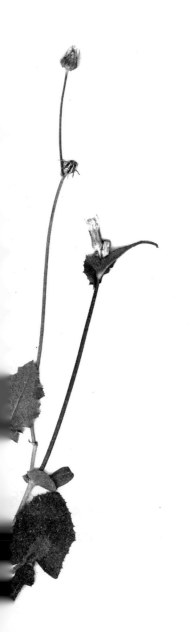

那是生命中最后的、最有价值的自我救赎，是近于"决战"的一场战斗。找到这个理由，内心就会突然平静，才可以和自己做最后的告别。而我要做的，就是之后多次去看他，顺着他的思路，认可他的理由，成为他的战友，与他并肩战斗……

提示

生命的尽头，所有能够让内心平静的东西，都是真理。

因此，许多时候，只要对方有了平静的"原因"，无论这一原因多么奇怪，都要尊重。从某种意义上说，这是对方能够主动找到的唯一的方法了。

最大玩笑？

有一位病人，他在肠癌术后一直巩固得很好，连续四年都没有复发，大夫说只要坚持到五年就没事了。

距离五年不到一个月，复发了。

他和我说起这些时，竟然在笑，"愤怒"地笑，而最终，他不看我了，眼睛看着前方，幽幽地说了一句："命运为什么要和我开这样的玩笑？"

他的儿子，一个大学生，坐在床边，扭着头，装作看墙上的电视的样子，他不敢、不愿面对父亲的目光。

当残酷遭遇某种"耍弄"，就变成双倍的残酷。

我知道，这种痛苦可能比癌症本身更难消除，换句话说，在他离开这个世界之前，在脑海里，这个阴影也许挥之不去。

如果把痛苦当作一个"恶人"，那么，有一种痛苦，连要死的人都不放过，甚至，在他还剩最后一点清晰意识时，也占据在那里，发出一阵阵冷笑。这是怎样的情景？

而我要做的，就是尽量不让这一情景发生。

我问他："是怎么发现复发的？"

"也是做正常的体检，要知道，几个月前我刚做完，那时还没事呢，没想到半年后，它就长那么大了。"

我心里一动，立刻追问："发现的时候已经很大了？"

"对，你说，它怎么会长那么快呢？"

我把椅子往他床边挪了一下，说："也就是说，其实，并不是不到一个月就复发了，而是说不到一个月才——发现复发。"

"噢。"

"就是说，其实它早就复发了，复发几个月了，只是你一直没有发现。"

这时，他的儿子很聪明，立刻转头看着父亲，接口道："是啊，早就复发了，一直没发现。"

"所以啊，"我说，"这也不是什么命运的玩笑，哪有那么多的玩笑，你说是吧？"

他笑了一下："你说的好像有道理。"

之后，我们并没有继续谈论这个话题。我实际上特意没有说话，看他会不会继续说这个事情，如果他还解不开这个心结，他还会提到的，但他一直没提。

之后的日子里，他也一直没有提。

他放下了。

在做临终关怀的时候，需要有一个特别判断：许多情况下，在听了你的话后，对方不会立刻表现出如释重负的样子，最终的判断，就是对方是否会再度提起。

一般情况下，你的话真正起作用的时候，是在他们自己静下来的时候。那个时候，他们心里会有一种强大的意愿：不想让自己再痛苦、再烦恼了；那个时候，对于所有能够带来痛苦的念头，都会剧烈排斥；那个时候，对于有利于心情平静的话语、念头，则会无限接近，愿意接受。

于是，那一刻，你曾经说过的话，力道倍增，开始对一些"痛苦"绝杀。

请相信一个人自我拯救的巨大能量，临终关怀者，有的时候就是在适当的时机、以某些特别的话"推"了一下，之后，生命无阻力滑行，直至澄明。

提示

"更改"复发时间链条，是消除复发痛苦的最好方法。

面对这类问题的思路是：在关怀对方"执拗"的想法时，破坏形成这一想法诸多因素的任何一项，让这一想法不成立。

正面交锋

　　再严重的病人，只要医生没有明确地下达死亡通知，他都会对生命抱有希望。

　　一位三十多岁的病人，身上两处癌症，一处还是肝转移，他已经写好了遗嘱，交代了后事，并且对死亡几乎不在乎了。他多次笑着对我说："我是什么也不怕了，什么活啊死啊的，我都不想了。"

　　即使这样，我们还是遭遇了一次非常紧张的"正面交锋"！

　　那一次，我和他聊天，提到一个事情：医生让我关照一位重症病人，我准备一会儿就去看看他。这时，他突然问了一句："那你来看我，是不是也说明我的病很重？"

　　接下来，我看到一种眼神，定定的，还有点紧张，仿佛我的回答会摧毁他的什么东西。那一刻我有点慌，但是嘴边本能地微笑着，身子不由自主向前倾了一下（后来一想，这时候，如果向后靠，他说不定会更怀疑），笑着说："我看的病人多了，哪有那么多不行的，不过医生也和我说了你的情况。"

"怎么说的？"

"就说你这个病还不那么要命，但就是挺麻烦的。"

这话是我脱口而出的，但是效果还不错，既让他觉得我没有骗他，又让他觉得生命可保。我看到他脸上的表情松弛下来了，甚至还笑了一下。他对我说："是，这病就是麻烦人。"

现在想来，那一刻其实真的很紧迫！自己的话语以及表现，也许会影响病人十多天的心情，甚至会彻底摧毁他的求生意志。有人说临终关怀者是心理医生，但是，病人也是心理医生（久病成医），他们拥有比家属甚至医生更强大的心理感知以及分析能力，这一能力可能并不"合适"，但它足够"强大"。

从某种意义上说，临终关怀者，早晚会与病人遭遇刚才那一幕的正面交锋，那就是：按照你讲的信息，你必须告诉我，我还能活多久？

做临终关怀，一定要事先想到这一幕的出现，并且提前演练，包括表情的淡然、嘴边的微笑，以及淡淡的一句：

我只是听医生说过一句：你这个病不那么要命，就是挺麻烦的……

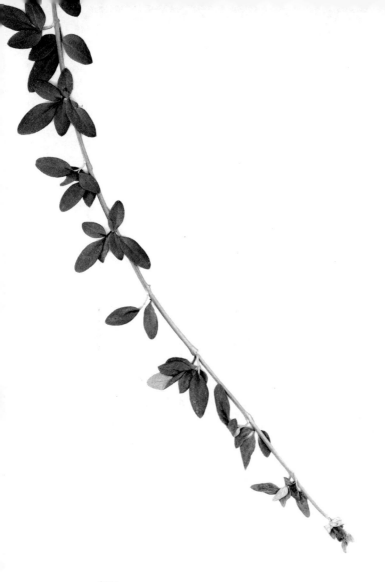

提示

做临终关怀，必须习惯一场场"遭遇战"，至少，内心紧张，表情放松。

平时可以提前做这样的"练习"：大事不慌的表情训练。

这对于平常的工作、生活也有帮助。

"我后悔了"

　　他，四十多岁，大学老师，我去看他的时候，他正在为自己的一个决定感到后悔。

　　他决定再做两个纯自费的化疗（他的经济条件一般），但是，化疗的效果没有达到他的预期，而且，腹内出现积水。

　　他的哥哥告诉我，这几天他基本都不怎么说话，腹水让他憋得慌，上不来气，更重要的是，他过不去心理上这道坎儿，花了钱，却没有达到最佳效果，越想越上火。

　　因为和他已经很熟了，所以我就直入主题。我对他说：

　　"你真的不该这么上火，毕竟，腹水是由于癌症引起的，不是由于化疗引起的，出现这么多腹水，只能说你的癌细胞比较倔强（在这里，千万不要用"严重"这样的字眼），而这恰恰说明你当初多做那两次化疗是需要的；如果不做那两次化疗，你也许病得更重，腹水更多，所以，真的不用后悔。"

　　听了我的话，他仍然不太高兴，还在说着后悔的事情，但我知道，不是我的话不起作用，而是他现在需要发泄，要鼓励他把最想说的话反复说。他自己说得差不多了，把情绪发泄出去了，就会去琢磨我的话了。

有时，当你觉得自己的话没有明显效果时，这只是一个假象，不能着急。

接下来，家属开始给他做一些护理，我也就站在一边。

忙碌了一会儿后，我听见他对家属说了一句："等腹水好了，先停下化疗。"

他的家人同意了。

我也顺势说着："是啊，现在的任务就是消灭腹水。另外，别这么愁眉苦脸的，想一想，等到腹水没有了，你在家里舒舒服服躺几天，这样也挺好。"

这么说着，我盯着他看，让我高兴的是，他竟然笑了一下！是的，笑了一下！这个微笑，让我觉得有什么沉重的东西——从他身上轰的一下掉下来了。

于是，接下来的十几分钟，我又找机会把刚才的话重复了两次：

先在家里舒舒服服躺几天。

先在家里舒舒服服躺几天。

他的表情越发放松了，渐渐地，开始和我说些别的事情了！

等我离开他，我立刻进行了总结，并且把一个心得快速记在手机上：

寻找机会，让病人感受以后必然出现的"舒服一些"的境况——哪怕不是治愈，只是"舒服一些"，也要力争带他到那个情境里，让他感受，让他深深感受……

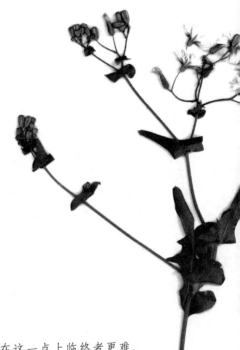

提示

对方愿意倾诉，是最好的治疗，在这一点上临终者更难，一旦开始，顺着他说！

另外，如果对方开始倾诉，可以适当延长本次沟通的时间，对于双方，都有好处。

最后的决定

　　他，五十多岁，有多种癌症，做了几次化疗，效果仍然不明显，还出现了新的癌细胞。他想尝试一种新的治疗方式，但是，那种治疗的费用比较高，他征求我的建议。

　　我先表达一种高兴的情绪：即毕竟还有新的方式可以尝试，就证明凡事都有希望。

　　其实，作为癌症关怀者，最重要也是最难的，是在各种情况下都能找到一些话，让病人发自内心地高兴一下。

　　之后，我对他说："这个事情很大，你一定要听取各方面的意见。"

　　"是的，我准备再听听孩子们的意见。"

　　"他们初步是什么意见？"

　　"他们很矛盾。他们本身不是医生，许多事情也不懂，他们怕我不适应这个新的治疗方式，现在，要下这个决心，难啊！"

这个时候，我知道该说一些重要的话了。这些话，是和许多癌症病人接触后总结出来的。

"是的，这个事情一定要多方面听取意见，但是有一点最重要，就是：最后这个决定，一定要你自己做，不要让大家做！首先，这是你自己的病情、自己的事情。其次，不要给亲人增加日后的心理负担。如果这个决定是他们最后做出的，一旦出了事情，他们内心就会非常自责，甚至，这种自责可能持续一辈子，他们会在以后无数个时刻去想，当初如果我们做的是另一个决定，就不会……这种持续一生的痛苦，对他们太残酷了。最后，如果有什么事情，比如病情加重，你也说不定会在心里对他们有埋怨，那样也会影响你们之间的关系。本来他们就很不容易，又被你抱怨一下，那他们就更痛苦了。

"所以，在听取各方面意见后，你自己来下这个决心：做，还是不做。并且，一定一定告诉亲人，这个决定就是你自己做的，出了事，和其他人都没有关系。

"而你一旦做了决定，就不要后悔。你就知道一点，不论结果怎么样，这都是你在这个时候必然做出的决定。即使效果不好，但回到当初，也仍然会做这个决定。从某种意义上说，你认了。"

听着我的话，他的表情有点沉重，半天没有说话。我的声音低了些，说了最后一句：

"总之，对他们来说，最后的决定是你做；对你来说，这个决定就是必然。准备好这样的心态，你就可以做决定了。"

他的目光从我身上移开，看着我的侧前方，几秒钟后，他说了一句：

"你说得对，这个决定，我来做。"

提示

重要的事情说三遍：

不介入临终者任何与钱有关的决定。

不介入临终者任何与钱有关的决定。

不介入临终者任何与钱有关的决定。

抚慰

家人的痛苦

"至少，爸妈对得起他"

小男孩才六岁，恶性淋巴瘤。

晚上，孩子的父亲在病床上和孩子挤着睡。孩子不让爸爸走，医院就同意爸爸陪着了。

白天，大多数时候，爸爸都是一副没睡醒的样子，不时地打着哈欠。

孩子对医院已经很适应了。病人都太喜欢他了，每隔十几分钟，就有病友来和他打招呼，他有点烦了。有时一个人来了，和他打招呼，他不抬头，木然地点点头，那个样子也就更可爱了。

一般情况下，孩子在那里看电视，爸爸就和旁边的病人家属聊天。在这个屋子里，孩子对电视有绝对的控制权，他想看什么，自己过去直接换台。大家对此都没有异议，一笑了之，可能在心里企盼着：电视台不要放太多的动画片啊。

一切都显得那么生活化，以及按部就班。刚到这里的时候，你不觉得这里住着一些癌症病人，感觉这里就是一个大家庭在正常生活。

但是，孩子的病情很重，化疗对他几乎没有什么作用，只能等待做分血，分离出干细胞，然后做自体移植。只是，是否能够分出来还是未知数。

"这就是最后赌一把。"孩子的爸爸告诉我。

说这话时他半低着头，表情有点沉重。旁边，孩子正低头喜滋滋地看漫画书。

我一时不知该说什么。我们都沉默了。

过了一会儿，孩子的爸爸说："太残酷了。"他的眼里有了泪水。

这时候，不知道是无心的，还是孩子很懂事，他就在这时说话了，说要到走廊里去玩一会儿。爸爸揉了揉眼睛，把泪水擦掉，转头对孩子说："去吧，我和你叔叔说会儿话。"

这位父亲再说话时，语速很慢，也不看我，像是喃喃自语："多少人和我说，别再治了，最后就是人财两空。其实，就是想着一定要对得起孩子，他以后不能享福了，现在，至少，爸妈对得起他。花多少钱都行。爸爸，妈妈，对得起他。"

听着这话，我的鼻子发酸了。

"这孩子谁看谁喜欢，说他得这个病，旁边的人没有一个相信的。唉，我们与他没有缘分啊……"

我想说点什么，但我同时感觉到一种气氛的存在。在这个气氛里，他有很大的倾诉的欲望，我也就不说话，看着他。

他再说话时已经可以看我了，表情里有了一点儿放松。

他说："这个世界上，最苦的就是我们这些病孩的家属，你每天看着他，都在想，又少了一天，他和你在一起的日子，又少了一天……哪个父母能受得了这个啊！"

他的眼泪流下来了。

……

提示

关怀绝症儿童父母，可以用"缘分"这个词汇来劝导，比如：

可能，您和孩子的缘分，不长，但永恒。

生死离别，被"缘分深浅"代替，孩子父母会好受一些。

多大都是一辈子

我继续和他聊着。

我最想知道的，也是最担心的，是他心里是否有那种可怕念头。我试探地说："是啊，病孩的父母是最痛苦的。我遇到过许多这样的父母，他们说甚至都有过要和孩子一起自杀的想法。"

我顿了一下，看他的反应。

他几乎立刻接口道："这想法我也有过。就想着不要让孩子这么痛苦，又不想让他一个人孤零零走，就陪着孩子走。"

说这话时他的表情是平静的，没有一点儿波动，仿佛在说一个在时间上很遥远的事情。我也就心里有数了，知道他应该过了这个坎儿。不过，为了保险起见，我又追问了一句："现在，没有这个想法了吧？"

"现在不这么想了。现在就想着，孩子有他自己的命，不论是好是坏，就算不好，也得他自己走，我不能。"

"是啊，而且，最不该带走孩子的就是你啊。"我开始我的劝解。我们之间互相信任的气氛已经形成，这是一种能够说得很深入的气氛。（这个气氛何时出现需要靠"直觉"判断，当然，也有具体的感受反应，比如此时在心里，真的觉得周围好像特别安静。）

他看着我，目光专注。

我说：

"一个父亲把孩子带走，无论什么原因，其结果，都是父亲……杀了他。不论原因是什么，其结果都是，父亲杀了他。一个被亲生父亲杀死的孩子，在临死的那一刻，他真的没有痛苦吗？真的没有不解吗？真的能够理解吗？他生命的最后记忆，就是被父亲杀死了……"

我说这些的时候他不看我了，低着头，眼睛里有泪光。

他抬起头，问我："但是，那就看着他这么痛苦着……这就是他的命？"

"他的命应该是这样的：既很痛苦，但是也有温暖，那就是你给他的温暖。实际上，从他得病一开始，他就在最大的痛苦和父母最大的爱——两者之间了，对吧？痛苦有多大，你们给他的爱就有多大。和其他孩子相比，他并不是始终在痛苦中，也在别的孩子没有的那么多、那么大的关爱中，那种一般父母都给不了的巨大的关爱，他一直在得到，每天在得到，这一点你应该看到的。"

"但是，他那么小，这些还不懂，而身体的痛苦他是知道的。"

　　"正因为他还小，所以那种难受劲儿，他在懵懂中还能受得住。而且，他这么大的孩子已经懂得父母的爱了，他心里知道爸妈对他的好，肯定知道的，连一个婴儿都知道谁对他好呢。你说是吧？"

　　他不说什么了，但我能看得出他心里还是非常苦的，他的表情是那种仿佛根本无法淡化的压抑。

　　我们沉默着。我转头看电视，掩饰着这一沉默带来的某种无奈。然后，我就听到他这样说着："他这么小，有可能就去了……他实在太小了。"

　　"我见过许多比他更小的。"我说，"真的，前几天就看到一个几个月的婴儿因为心脏病，挣扎了几个月，天天脸色发青，然后去了。在这样的地方待时间长了，也就知道了，人，真的是多长的人生都有的：有的人，几个月就是一生了；有的人，几年就是一生了；有的人，五六十岁就是一生了。怎么都是一辈子，

124

你也不能说那个六十多岁、八十多岁的人就一定比十几岁的过得好。"

"对，是这样！"他的声音突然拔高，吓了我一跳。接着他说道："多大都是一辈子，没有谁说必须活到多大岁数，活那么大也不一定有意思，多大不都是一辈子啊！"

"对啊，哪怕就是活几年，那也是一辈子，那么他这一辈子得到的爱如果足够多，也就可以了。那他，也比有的人活到老，子女不孝要强得多了。"

"你说的这点对！对，对，有道理，人这一辈子活得要看质量，不看年头。"

"其实想一想，人这一辈子，得到的爱和吃的苦都是差不多的，活到六七十岁，回头想起来，得到的快乐是八十分；而这么小的孩子，吃了许多苦，也得到了父母最多最多的爱，那么他得到的爱的总数也是八十分，和其他人是一样的！从这个意义上说，孩子的一生也是完整的，你觉得呢？"

"你说得有道理。"

"再有，许多人都说，孩子到父母

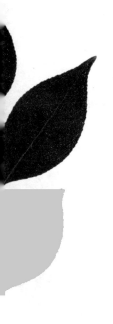

身边，实际上是一种缘分。这个缘分有的长一点，有的短一点，但无论如何，都是缘分，作为父母，好好珍惜它就行了，而不去想为什么这个缘分这么短。"

"是啊，缘分到这里了，也就接受了。"

"有多大缘分，就接受多大缘分，其他的不强求，更不能自己去扼杀这种缘分。本来这个缘分就不长，更不能自己再缩短了，你说是吧？"

"你说得对，缘分天定，我们就好好珍惜就行了。"

说这句话时，他的表情里有了一种不一样的东西，它像是某种——松弛，而我有一种预感：那种松弛虽然不能解除他的痛苦，却在缓解他心中某种沉重的东西，这一点我真切地感受到了。

和他的交谈到此告一段落，他似乎好一些了，但我知道，绝症孩子父母的痛苦，必定还有很多；而我同时知道的是，人心之中，必定会有消除那些痛苦的话语。

人心，产生痛苦，同样产生去除痛苦的念头。

那些念头，我会一直寻找下去……

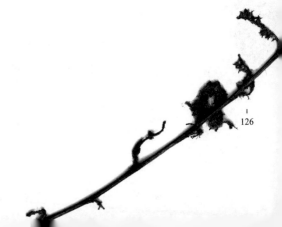

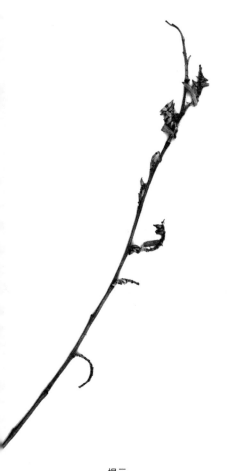

提示

　　多长，都是一辈子，最重要的是，有多少温暖和幸福。这样的劝解，会有效果。

　　也可以再加一句：每个人生命结束，大都是疾病所致，孩子也一样，而他的一生，又大都是快乐的。

我的特别感受

大多数绝症儿童都是在不知道病情的情况下离世的，因此，更需要深度关怀的，是绝症儿童的父母。他们失去了生命中最重要的东西、最美好的东西，那的确是生命的至暗时刻。有的时候，他们会在失去孩子的三个月、半年之后突然崩溃，全面崩溃。

在劝慰这些父母时，我经常说这样的话语：

"许多父母，时隔多年以后，他们在说起当年失去的孩子时，依然难受，但是他们能够很平静地说着、回忆着，这就说明，这一辈子，任何一个痛苦，真的可以随着时间淡化。"

对于我来讲，我就常常在想：如果我失去最美好的东西，应该怎么办？

我告诉自己：这一辈子，任何一个痛苦，真的可以随着时间淡化。

这听着像是一句废话，谁都知道。但是，你没有看到那些父母最痛苦的样子，而我看到过；你没有看到他们几个月的痛不欲生，我看到过；你没有看到有的母亲要轻生，我看到过。而过了一些年，他们也接受了这么一个状况。

如此，我不仅在"理性"上，也在"感性"上接受了这一句废话：

"这一辈子，任何一个痛苦，真的可以随着时间淡化。"

因此，不管遇到什么巨大的痛苦，我都会相信：

人生，生命，时间，这三个东西，是一种组合，这种组合是一种馈赠。馈赠的原因之一就是：人生与生命是由时间组成的，也是在时间的流淌中自我沉淀的，从这个意义上说，人生、生命不是由时间组成的，而是被时间"拯救"的。

当痛苦来临，第一时间相信这些，痛苦就减少了一半。

心灵的痛点

在医院的走廊里，他哭了。

面对一个五十多岁男人的泪水，我不知该说些什么。

故事内容，其实是我们经常听到的：爱人得了癌症，这一年多来一直在治病，花了许多钱。

故事虽然类似，但在故事里，每个人无法承受的"点"是不一样的。和我交谈时，他两次落泪，那是他心灵的两个痛点。

一个是，可能要卖房子来治病。

另一个，说到女儿的时候他哭了。女儿正在上大学，以往家庭环境富裕，花钱也比较大方，但是这一次，"她一下子懂事了，有一次抱了一个大盒子出门，特别沉，以往都是打车的，但是这一次，就为了给她妈妈省点钱，抱着大盒子去挤公共汽车，还和乘务员吵了一架，其实，那能省多少钱啊……"

说到这里，他的泪水忍不住了。

在做临终关怀时，如果病人或者病人家属哭了，那一刻，作为关怀者，一定要控制自己的情绪。这个时候，他们最需要的不是你的同情，而是——你能找到他们真实的"痛点"，然后，在最短的时间里给予帮助。

为什么说要在最短的时间里？因为对方在你面前流泪，你几乎只会遇到一次，而这个时候劝解的效果又是最好的。因为，他的哭泣实际上是强烈的发泄，发泄出去后，内心的压力是比较小的，能够以比较平和的心态与你交流，能够听进去一些劝解的话。另外，如果他在你面前哭泣，就说明他对你已经完全信任，但是，这种充分的信任在以后不一定会出现，它是这个特殊时刻的"特殊表现"。因此，一定要把握住这次机会。

现在，我必须说点什么了，而这时，最好能够创造一个适合长时间交流的环境。正好，不远处的休息区有几个座位空了出来，我指了指那里，说："咱们聊会儿吧。"

"好的。"他说。

我们走过去，坐下来。

这个时候，最好不要面对面坐着，那样太正式，他会不舒服。如果只能选择面对面，而椅子是活动的，也可以让两人的距离远一点，这样他会舒服些。最好的方式，是两人并排坐着，他可以不看你，给他充分的情感表达的"隐秘权"。

毕竟，在你说的时候，他的情绪会有
起伏。

　　我们坐下来了。对我来说，真正的
挑战开始了：

　　我能在短时间内劝好他吗？

　　这个机会，我能把握住吗？

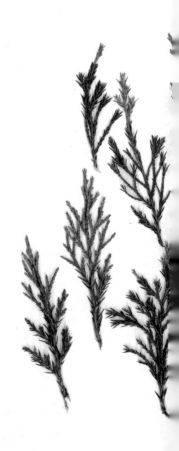

提示

临终者家庭之痛，有核心痛点，要抓"核心"，其他的痛苦，
相关家庭多能"自愈"，因为他们也在战斗成长。

释解卖房之痛

我们开始交谈。

他低着头，并不看我，包括在我说话的时候。

我说："让我帮你分析一下吧。现在，你有两个苦恼，一个是孩子的不易，一个是要借的债。咱先看这个债务。其实你也知道，得了这个病，肯定是要借债的，每个病人在治病初期都会有一个债务的心理底线，一旦突破了这个底线，内心就承受不了了。有人的底线是自己两到三年能够还债的能力；有的人，就是一个模糊的数字，比如不要超过十万元；有的人，则是不要卖房子。你的底线，可能是不要卖房子。如果卖房子，天要塌了，是吧？"

他还是低着头。

我说："但是，觉得天要塌了，并不等于天真的塌了。许多人觉得受不了，是因为没有具体想过——突破心理底线后，究竟能发生什么。他们不太敢想。但是如果真的想了，就会发现后果也没有那么严重。比如，房子卖了，又能怎么样呢？没有住的地方吗？不是，还可以租房子住。而租房子意味着什么？意味着可以延续甚至挽救你爱人的生命！如果仅仅是租房子就能延续你爱人的生命，那么这个租房子又算什么损失呢？"

听到最后这句话，他抬头了，看着我。

我赶紧又说了一遍："如果仅仅是租房子就能延续你爱人的生命，那么这个租房子又算什么损失呢？"

我接着说："不是说你要惨到卖掉房子，而是你能看到，你还有一个房子可以保证继续治疗，你爱人的生命又有希望了。再说一遍吧，不是说你要惨到卖掉房子，而是你欣喜地看到——你还有一个房子可以保证继续治疗，你爱人的生命又有希望了。并不是所有人都能有一套房子——可以作为强大的后备支撑，你说是吧？"

他看着我，脸上的表情……有点……好像是有点放松似的，或者说，看到他这个表情，我就更知道，之前他的表情是很"紧"的。

我继续说："有一点你肯定相信，那就是这世上肯定有一个人和你的经济情况差不多，但是他的心里比你要平静许多，因为他一开始就准备把房子卖了。因此，一旦遇到经济问题，他是平静的，因为他知道还有一个房子呢；而真的到了要卖房子的时候，他又是从容的，他会想：这个房子，我早就准备好了。"

这时候，我看到他点头了。

我在心里笑了，不自觉地提高了音调："所以，真的没有完全过不去的坎儿，关键看你把心理底线设在哪儿；或者，把自己的底线突破一下，突破了，也就接受了，也就无所谓了，你说呢？"

他看着我，一字一句地说："你说得有道理，是这么个理儿。"

接下来，就是孩子的问题了……

提示

虚拟一个人，做对比！

这个人，有一些"细节"，比如年龄、籍贯、工作等，其他的，按照关怀对象的问题"编制"即可。

释解耽误孩子之痛

有了之前交流的氛围，接下来就好办多了。

我直接说一大堆话就可以了。

我说："看孩子现在的样子，可以有两种感觉：一种是让人不太好受，还有一种就是她懂事了，你很欣慰。你不是一直希望她能懂事吗？而她的懂事，并不意味着她这一生会受苦，而是恰恰说明，她以后会过得更好。一个知道节约的人和一个不知道节约的人比，前者肯定会过得更好；一个知道挣钱不容易的人，肯定比一个对钱没有概念的人要活得更好，对吧？因此，与其说孩子因为妈妈这个病变得很不容易，不如说她在以后的人生路上会变得容易一些。"

他说："但是孩子以前没怎么吃过苦啊，我真怕她受不了。"

"她又不是吃不上饭了，对吧？"我笑着说，"她只是更节约了，仅此而已。如果在这之前，她能够节约，你肯定认为这是件大好事，而现在她知道节约了，你怎么就这么难过呢？话说回来，如果你们在这里治病，而她在家里大手大脚花钱，那才是真正让人难过的事，对吧？"

他说："但是她以后的发展肯定要受我们影响的。"

"你指的是什么？"

"家里没有那么多钱了，许多事情帮不上她了。"

"不要总看你给不了她什么东西，也要看一下能给她什么吧。换句话说，在这个阶段，你还是可以给她许多东西的，精神层面的，还有情感层面的，而且，在这两个层面，她得到的还非常多。"

"但是，她确实会因此丧失一些更好的发展机会，这是事实。"

"别想她丧失了什么机会，这样想只会增加痛苦，一切都要面对现实。比如，你的爱人得了这个病，那就面对这个现实，而不去总想如果没有这个病会怎么样，对吧？同样的道理，孩子现在在一个有重病人的家里，那么，也没有必要去想如果不在这样一个家里会怎么样，对吧？说白了，你的想法和痛苦是建立在一种假设的前提下：爱人如果没有得这个病，孩子会怎么样。你这么想，就是用不可能发生的事情让自己一辈子痛苦！再说一遍：用不可能发生的事情让自己一辈子痛苦，这样就太不应该了。"

我接着说："说到底，对于孩子的未来，既不去想以往是什么样，也不去想如果没得这个病会怎么样，只想一点：现在，就是这样的情况，在这样的情况下，如何让孩子过得好一些。再说一遍：在目前的情况下，力争让孩子过得好一些，这种想法才更实际、更有实效，对孩子也真正有用……其他的，除了让你们一家三口痛苦之外，没有任何作用……不如把更多的时间和精力，放在对孩子真正有用的事情上，你说呢？"

他说："但我总觉得能够给她的有用的东西都太虚了。"

我说："并不虚啊！在现在这种情况下，你给到她的是什么？是她看到你对妻子的爱和坚定，是她对于你一辈子的尊敬，而你也能在这种尊敬下，对她的未来有更多的影响力。而不是像许多父母，他们对孩子很关心，但说的话孩子又不怎么听。还有，她会对家庭、对爱情、对夫妻感情有了更大的信心，因为你们就是榜样啊！她自然在未来也愿意并且相信自己可以拥有幸福的家庭，这一点多重要啊。另外，她会比以往有更大的决心，自己好好努力，有更大的本事，将来让你们过得好。而有了更大的决心，才有更大的能力啊。虽然你们不求她的回报，但她会真的更有本事、过得更好啊！"

听完我说的话，他笑了："你说得都在理，其实，可能，我现在就是目光有点短浅了。未来还很长，如果能往长远了想，可能就没有这么难过了。想得长远些，孩子的未来也不会差的。她是好孩子，懂事的孩子，未来不会差的。"

　　说到最后两句时，他的声音有点哽咽，但是，我已经知道：他是真的这样认为的！

　　我的所有劝解，起作用了……

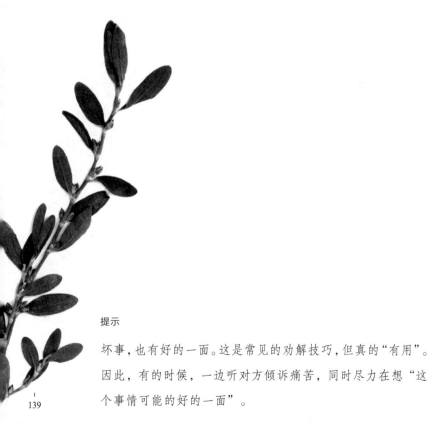

提示

坏事，也有好的一面。这是常见的劝解技巧，但真的"有用"。因此，有的时候，一边听对方倾诉痛苦，同时尽力在想"这个事情可能的好的一面"。

恐惧死亡的

孩子

恐惧死亡的孩子

一个小女孩，十一二岁，淋巴癌。

我第一次去见她的时候，她正坐在床上，靠着被子休息，她的母亲把我介绍给她，她有点……紧张。是的，紧张，她并不看我，始终看她的母亲。即使在我和她说话时，她也只是笑一下，并不说话，然后转头看她的母亲，一双大眼睛忽闪忽闪的。

她的母亲有些歉意地说："孩子太腼腆了，平时在家也不怎么说话。"

其实，这也是我被这位母亲请来的原因。她想知道孩子进了医院后在想什么，她从孩子的目光中发现了恐惧，她听孩子说了一句：妈妈，我是不是要死了……然后，就是长时间的沉默。

根据和病人沟通的经验，我知道第一次见面时间不要太长，也不用多说什么，于是我很快就告辞了。走之前，我对小女孩说："再见。"

"再见。"她说话了。这一次，她对我笑了。

几天以后，我又去看她。让我惊讶的是，她已经剃了小光头。实际上，就在我进病房时，一个小光头就差点和我撞上，就是她！她一看是我，有点不好意思地笑了，而我脱口而出："这个头型挺漂亮嘛！"

她更不好意思了，看见妈妈来了，她就拉住妈妈的手，把头低下了。

因为她要出去，我就对她们母女说："过一会儿我再来看你们。"

我还特意对小女孩说："咱们一会儿见！"

"一会儿见。"她说。说话的时候，她摸了一下自己的小光头。

十几分钟以后，我坐在小女孩病床前，她仍然坐在床上，靠着被子，她的母亲坐在床尾。

我终于要开始我的工作了。

关心一个恐惧死亡的小孩，是什么感觉？

提示

医院中的绝症儿童，一开始都会比较怯生，慢慢地，在这里习惯了，也有其他小病友了，会很快放松，毕竟是孩子，他们的适应能力其实很强。

叔叔给你讲个故事

　　我的迫切任务，是弄清小女孩对她的病情和死亡的看法。也许有人说，她还那么小，怎么能懂死亡？正因为不懂，一旦他们觉得自己要死了，就会有更大的恐惧。有的时候，一个孩子在健康时想起很遥远的死亡，都会非常恐惧，更何况现在呢？

　　我和小女孩聊着天，但是她还是老样子：听我讲话，笑笑，转头看妈妈。然后，我也只能下意识地看她的妈妈。在五六分钟时间里，经常出现一个状况：我们一起去看女孩的妈妈，这位妈妈被看得手足无措。

　　后来，我干脆不绕弯子了，索性直入主题，我对小女孩说："叔叔给你讲个故事吧。"（小孩子都愿意听故事。）

　　"……好。"她答应了一声。

　　"叔叔像你这么大的时候，也得过一场病，也在医院住了很久。"（找和她一样的事情说。）

"是吗？"

她的话的字数在逐渐增多。

"对呀，想听听吗？"我说。

小女孩笑了一下，又转头去看妈妈。妈妈干脆替她说了："愿意听是吧？那就好好听吧。"

小女孩把头转向我，看着我，这几乎是她第一次正对着我。我被"鼓舞"了，开始讲这个半真半假的故事。

"也就是你这么大的时候，我得了一场猩红热，一种很可怕的病。我的脸都肿了，眼睛肿得只剩下一条缝了，即使睁着也和睡着一样。我非常害怕，就问妈妈：我是不是要死了？（这是我的第一个伏笔，我紧盯着她的反应。果然，她的表情有变化，目光一下由放松变得紧了一下，这之后她几乎不转头看妈妈了。）那个时候妈妈和我说，别担心，你的病是可以好起来的，但是可能要花一段时间，学校先不上了。（这是我的第二个伏笔，我相信小女孩的妈妈就是这么和她说的。）但是我就坚定地认为我活不了了，还一个人哭了好几次，还想给好朋友打电话说我要死了，不能和他们一起玩了。后来，我就住院了。住院的时候，我还是认为要死了。但是，后来，我发现确实是我想错了，确实是我在吓唬自己。（这是我的第三个伏笔，我的话到此停了一下，再看她的反应。她几乎一动不动地看着我。嘿嘿，她已经被我牵到这个故事里了。）想知道我是怎么发现自己错的吗？"

"想。"

"第一，我发现医生和护士看见我时都笑呵呵的，都很热情地和我说话，而且他们都很放松，一看见我就笑。我就想，如果我要死了，他们怎么还看着我笑呢，怎么还会那么放松呢？第二，我看见病房里有许多和我一样大的孩子，得了一样的病，他们并不像我这样愁眉苦脸，他们满地乱跑，还打打闹闹的，如果他们要死了，怎么还会那么欢儿呢？还有，就是治了几天，身体好一些了，我就觉得也许妈妈不是骗我，我的病真是可以治的。后来，过了一个多月，我的病真的就好了，就出院了。现在，我想起来那时候总觉得自己要死了，还觉得挺好笑呢。"

以上的"故事"从住院开始就都是编的了（我确实得了猩红热，但并没有住院），而那三个让我不疑神疑鬼的原因，也是我"精选"的。因为我看到这里的医生对小女孩特别亲切，也看到了这个病区其他两个跑来跑去的小孩，再有，我相信治疗几天，肯定比以前没治疗要有效果。

说完以上的话后，我立刻追问了一句："对了，你得这个病，有没有像我小时候那样想过啊？"

"嗯，想过。"她点了点头。

哈哈，承认了就好，接下来，就该"对症下药"了。

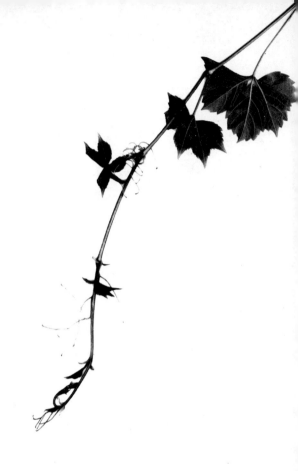

越是重病、绝症儿童的父母越要表现得很放松，甚至"大
大咧咧"的，如此，才能让孩子宽心。

其实，从入院的第一天起，孩子对自己病情的判断，大都
来自父母的表情。

对症下药

　　我注意到，在我说这些话时，她妈妈焦急的表情有些放松了，脸上也有点笑容了。而孩子，也听得专注一些了。

　　我继续和孩子说：

　　"后来我长大了，回头再想小时候得病的事，就知道了，小孩都是这样的，都有这个毛病，病得很重就觉得快要死了，就自己吓唬自己，而且，还不告诉别人，就自己这么认为着，你是不是也这样？"

　　说这话时，我笑着看着她。（这时候一定要笑，营造一个轻松的氛围。）

　　她点点头，说："是。"

　　"你来的时候，一听说是癌症，是不是把你吓坏了？"

　　"是。"

　　"你是不是觉得自己要死了？"我笑着问，自己都觉得这个笑容比刚才的更灿烂。

"……是。"

"你看我没说错吧！"我哈哈笑起来，转头看着她的妈妈，使着眼色。她妈妈也笑起来。我边笑边说："我一猜你就这样，你肯定和我那时候一样，自己吓唬自己，你看看你一个屋子的小病友，他们活蹦乱跳的，哪像要死的人啊，对吧？你要是这么和他们说，他们肯定得笑话你，多亏你没和他们说。"

说完我又大声笑起来。而她，好像不好意思地低下了头。

我又说了几句话，之后，语气稍微严肃一些，我说："你知道吗，我在这个病区已经待了快一年了，就我看到的，从这里治好出院的小孩都有十几个了，都是你这么大的。你这个病只是名字叫作癌，但并不严重，不是所有的癌症都会死人的。很多得癌症的叔叔阿姨，包括爷爷奶奶，许多人都好了，小孩子的病就更没有那么严重了，最多最多也就几个月，你就该出院了。到那时候，你也该回去上学了。"

她的母亲在旁边搭着腔："你看叔

叔和你说得多明白啊，还不谢谢叔叔。"

"谢谢叔叔。"她低声说。

为了强化效果，我又多说了几句：

"答应叔叔，好好养病，然后也像之前那十几个小孩一样，出院，回去上学，好不好？"

"好。"她的声音还是不高，但是这一次，她笑了。

我的心，放松了。

提示

和绝症儿童编故事，尤其编自己小时候的故事，这个故事和他有关。这个方法，可以普及。所以，临终关怀者，真的需要多种技能，包括"编剧"的本领。

临终者，

自杀阻击

自杀阻击路线图

可能，病人知道自己的病情已经发展到晚期的时候，自杀的想法就会出现，即使不那么清晰，也在意念的远处飘着，像个幽灵。

但大多数时候，病人不会在治疗初期选择自杀。生命在突然要消失的时候，反倒显出珍贵，之后的日子有了一种特别的意义，至于是什么，还很难说清。但是，它是不一样的，有着某种重要性，必须要再继续。

这个时候，家属应该强化他心中的积极的东西，让他不是带着常见的积极心态，而是带着——被亲人强化的积极心态，开始面对治疗。

这个时候，不妨把困难说得稍微大一些，包括身体上的反应，让他在心态上对最大的困难有预期，否则他会在最大困难来临的时候突然崩溃。

让一个人在心态上感受稍大一些困难的存在，对他来说，是心态上预留的自我拯救。

在接下来的治疗中，身体的痛苦在加大，在某些时候，甚至是在挑战身体和心理的极限。那个时候，自杀的幽灵会不时靠近一下，让病人觉得死亡可以结束这个痛苦。这时，病人对死亡是不拒绝的，但是，也不一定选择自杀。因为，自杀，对家人来说是莫大的精神摧残，对自己则有巨大的恐惧。这个时候，自杀的可能性也不大。

这个时候，病人家属应该针对"身体的痛苦"做一些调节工作（具体建议见后）。

再到后来，钱花了许多，有了债务，债务越来越多，病人的心理压力进一步加大，他会产生自杀以减轻债务的想法，并且开始经常地生出这个想法。

这个时候，病人家属要专门针对"债务和金钱"来做调节工作。当然，还有对用自杀减轻家人劳累的想法的劝解（具体建议见后）。

再到后来，进入一个对病人和家属都很特殊的时期。病人和家属在心态和情绪上都是不稳定的，家属在陪伴治疗一段时间后，心理和身体也处于疲劳期，情绪上会急躁，偶尔会对病人有不好的态度，甚至，忍不住说一些气话。而这个时候，恰恰是病人在心态、身体两方面处于极限的时候。火苗点燃火药，病人此时最容易产生轻生的想法。

这个时候，病人家属需要对自己的情绪有所警惕，并且给病人自己情绪不稳的暗示，以提醒病人不要太在意自己的情绪——无论自己说什么，都不是针对他。而一旦自己的情绪真的出了问题并且表现出来时，要在第一时间向病人道歉。这个"第一时间"是在发泄情绪之后的一个小时内，至少，是在自己离开病人回家休息之前。否则，你离开了，也许下一次见他时，已经……出事了。

到了生命的最后阶段，是病人觉得彻底没有希望的时候，他会认为既然没有希望，又花着钱，还这么痛苦，没有任何意义。这时，一旦心情不好，哪怕是想起某些不高兴的事情，都有可能选择突然性的轻生。

这个时候，家属需要让病人知道"无意义努力"的"意义"所在（具体建议见后）。

另外，有的时候，病人如果要轻生，是有一些端倪表现的：

或者他明确表达了轻生的想法，而且表达的时候有点激动；或者他突然间非常平静，平静得让人害怕；或者他突然哭了出来，而且没有什么直接原因；或者他经常说起谁谁自杀了，总愿意谈论这样的话题；或者他一定要见什么人，并且立刻想见到；或者他要洗澡或者要新衣服，等等。有这样的迹象时，就需要特别注意。

　　劝慰想轻生者，是有特殊的方法和话语的，接下来的一些劝慰内容，可能不仅对于临终者有帮助，对于其他人，也会有所启发。

提示

不同阶段使用不同的劝慰方法，这也是临终关怀"专业"的一面。

所以，临终关怀之前，最好有一两次比较专业的培训，毕竟，这种关怀太不一样了。

想自杀的父亲

有的时候，我有点惊讶，惊讶于想轻生的癌症病人，他们希望以此解除亲人的痛苦，但是对于亲人由此受到的伤害，并没有想太多。

有一位六十多岁的病人，他想过以跳楼的方式解除女儿在经济及心理上的压力。他的情况有点特殊：老伴去世得早，他一直与女儿相依为命，父女感情很深。但越是这样，这位父亲的心理压力越大。

他和我说：我死了，女儿就不用再花钱借债了，也不用与她的丈夫有矛盾了，我一了百了，她也一了百了。而之所以选择跳楼，是因为其他的方式还需要一些准备，对于病中的他来说有些麻烦，不如跳楼干脆。

我对他说：

"你死了，你知道孩子会怎么样吗？"

"她会很难过的，但是，过一段时间就能慢慢好了。"

"她好不了的，一辈子都好不了的，你这样轻生，她的一辈子就毁了。"

"没有这么严重吧？"

"一点也不夸张，她的一辈子就毁了。听我说，你跳楼了，她回到家，周围的邻居会对她说三道四，认为她对你不够好。试想，如果你邻居家的老人跳楼自杀了，你肯定会认为他家里人照顾得不好……于是，从你跳楼那天起，你的女儿就成了所在小区被指指点点的人，她每天出门见了人，都觉得抬不起头。而这个事情她的单位也会知道，单位的同事和领导对她也会有看法，尤其是领导。领导会想，一个让亲生父亲跳楼的人，是不是值得信任？是不是可以升迁？如果你是一个领导，你的一个属下的老人跳楼了，那你肯定觉得他在孝道上做得有问题，而孝道有问题，即使再有工作能力，也不值得信任，对吧？"

他的头有点低下了。我接着说：

"如果你的女儿不能再在这个单位干下去了，或者也没有发展前途了，那她去其他地方求职时，如果那个地方的人知道她的父亲在被她照顾的时候跳楼自杀了，那会怎样看她，会大胆聘用她吗？而她的朋友们，得知这个事情后又会怎么看她？就算表面上不表现出来，在心里也会和她有些疏远。而她的孩子在长大后，知道自己的外公在妈妈照顾他时跳楼自杀，又会怎么看妈妈？孩子也有可能觉得，妈妈的做法是有问题的。而孩子如果与外公的感情也很深，那对妈妈的成见就更大了。"

听我说这些，他点了点头。

"那么，也就是说，你的女儿因为你的跳楼，将在邻里、同事、工作、发展前途、朋友、子女各方面都受到致命的伤害，而这些地方出了大问题，她活在世上还有什么快乐？"

他突然抬起了头，眼睛里已经有泪花了。

我接着说："再说一次，有了这些问题，她活在世上还有什么快乐？你跳下去了，你没有痛苦了，而她将因此多了无数的痛苦，这对她公平吗？她对你那么好，是这个世界上对你最好的人啊。她在你得病期间那么辛苦，却因为你的跳楼，成为众人指指点点的对象，被说成不孝顺，这对她公平吗？都说好人有好报，她是这么好的一个人，却因为你的跳楼，一生都不顺利并且痛苦，这对她公平吗？"

他哽咽地说了一句："别说了，我不准备跳楼了。"

我说："我还得说，因为你女儿的痛苦不只这些，更严重的还在后头呢！"

提示

预先展示家人的痛苦，非常重要。有的时候，没有那么大的希望，反倒会带来更长久的希望。

心灵的刑罚

我继续和他说：

"你肯定知道，如果你跳楼，这件事情会给女儿的心灵带来阴影，但是，你肯定不知道有这个阴影的具体感觉。那种感觉，不可能随着时间淡化。如果你跳楼，从那以后，你的女儿只要一去医院，不论什么医院，哪怕很小的医院，她的心都会痛。因为，那里代表着父亲的疾病，代表着父亲跳楼自杀。这还不算什么，一大段时间里，她一看见高楼，心里就会有阴影，尤其，她不敢做抬头看楼的动作。抬头看时，总能想到一个人从上面跳下来的情景，而那个人，还是她最亲的人……

"楼房，对于她，就是压抑的代名词。但是，她到哪里去躲开楼房呢？她怎么躲得掉呢？这个世界上，到处都是楼房，到处都在提醒她人生的悲剧，一个人活在这样的氛围中，你觉得她的内心不会出问题吗？再加上之前说的，她在工作、朋友以及生活上遇到的误解和指责，你觉得她到底是因为你的跳楼彻底解脱了，还是被你彻底拖入了人生苦海？并且将痛苦一生，乃至抑郁，甚至，也会自杀？

"其实，她的精神痛苦远不止刚才说的这些。如果你的一个亲人为了你跳楼了，或者，不论什么自杀方式，就是为了你自杀了，那么，以后的日子，你敢于面对他生前的照片吗？你敢看吗？你能够面对吗？看的时候心会有怎样的痛，泪会怎样流，又会有怎样的自责，那种感觉你受得了吗？

"她不敢看你的照片，也不敢看与你有关的东西，因为这些，都是对她心灵的折磨。

"你，因为跳楼，成为她心灵的刑罚！

"而且，这种刑罚会持续她的一生。

"你能想象那样的情形吗？一个女儿对父亲那么好，但是，父亲选择了自杀，于是，在以后的岁月中，她甚至不敢'想'自己的父亲，想一次，就是心灵的折磨，锥心的痛。一个孝顺女儿，甚至不敢想自己的父亲，这是什么？这是人伦天理的悲剧，这样的悲剧，你真的想让它上演吗？你真的想让女儿成为如此痛苦的人？并且，造成她这种痛苦的，就是你！"

我知道，这位父亲已经放弃了跳楼自杀的想法，从他的表情就可以看出来——听我说的时候，他的表情已经不那么激动，而是有些平静，已经没有了因为某个矛盾事情而与自己较劲的紧张。

不过，在我说完之后，他的眉头还是皱了一下，说："我不会那么傻去自杀了，但是，我真的看不下去女儿的辛苦啊。"

我说："那好，我们现在的问题变了，不是自杀，而是在肯定不会自杀的情况下，如何面对女儿的辛苦。"

他抬头，问我："有什么办法吗？"

"有，"我几乎本能地立刻说有，但说的时候，我还不知道该说什么，只好"急中生智"了，确切地说是"急中待智"。只是我知道，十几秒后，这个等待必须结束，我必须开口。

提示

不轻生，是为了家人，则临终者有了活下去的意义及动力。而有了活下去的意义，才能真正开始抗争。

人生在世，有些事必然发生

　　一个放弃自杀念头的人，该如何继续面对孩子的辛苦与不易？如果这个问题不解决，谁又能保证他不会再度选择自杀？

　　我知道自己必须开口，但是，该说什么呢？

　　我和他先说了一些大家都知道的话，比如：他们是辛苦，但他们是心甘情愿的；他们的辛苦是能够承受的，等等。我说这些，与其说是在劝他，不如说是在拖延时间，等待自己灵感乍现。但是，他的表情有些失望，对我，则是新的压力。我明确地体会到什么叫"大脑飞速运转"，更明确地知道了什么叫"百思不得其解"。

　　是啊，这本就不是一个能"解开"的问题，如果非要去解开，则是一个死胡同，该做的，似乎是兜个圈子，"曲线救国"。

我对他说：

"你看着孩子这么辛苦，你难受，我能理解，可能也确实没有什么办法让你不难受。不过，你看，也不是你一个人难受，这个病区里的病人都难受，他们看着自己孩子的辛苦，都难受，而且，难受的程度不一定比你小。再扩大一些，这个医院所有的癌症病人都会这么难受。再扩大一些，全市乃至全国的癌症和重病病人在这个问题上，都和你一样难受，那样的话，应该有几十万人吧。你想想，你的这种心情几十万人都有，但是这其中自杀的人却非常少，是为什么？

"是别人不为孩子着想吗？是他们不爱自己的孩子吗？当然不是。这只能说明他们在这一点上既是痛苦的，也是理智的，而自杀的人才是痛苦而不理智的，否则就有几十万人跳楼了，对吧？再想一想，为什么和你有一样感觉的几十万人都没有自杀，可见你的痛苦虽然是真实的，但是有些想法却是错误的。"

他说："你觉得那些人是怎么想的呢？"

我说："我觉得他们是真正地爱自己的孩子，知道自己如果自杀，对孩子的伤害和影响更大，并且对孩子一生的打击是毁灭性的，所以，宁可自己再忍受一些痛苦，绝不自杀。再有，许多人可能比你多明白一点……"

"什么？"

"他们知道，人在这个世界上，有些事情是必然发生的，人必然要在某一天得重病，即便不是像你这样现在得病，也会在年老的时候得病，那时候孩子一样会这样辛苦，也许也会借钱治病，那时候你也要自杀吗？其实，只要成为父母，就注定有那么一段时间，自己病重在床，孩子辛苦照料，并且有可能借债。那你能说，只要做了父母，就注定有要自杀的那一天吗？不是吧。"

我接着说：

"所以，现在，你应该想的不是自杀，而是想，我现在终于遇到我和孩子这一生必然要面对的状况了，人人都会遇到！以后，我的孩子做了父母，他们老的时候，面对他的子女，也会有我今天的感受，这，就是人之常情啊……那好，既然这是为人父母必须要面对的一个现实，那我就和孩子一起勇敢面对。他们会很辛苦，而我，以乐观和坚强让他们的辛苦有所值得，并且尽可能地延长生命。你说呢？"

他一直在听我的话，终于，他用力点了一下头。

提示

把自己的极端痛苦转化成人类痛苦的一部分，这个方法很有效。

也就是说，既然全人类大都如此，自己就没有必要那么痛苦了。

他们，已经放弃轻生

在我接触的癌症患者中，当然有想自杀的人，更有无数放弃自杀念头的人，他们想自杀的原因大多类似，放弃自杀的原因又各有不同。

换句话说，实际上，有许多念头可以让他们放弃自杀。

另一个共性的事情是：他们事后都觉得，当初放弃自杀，无比正确。

比如，有多位病人和我说过以下的话（我将他们的话做了一些整理以及延伸）：

"我知道自己快不行了，我现在一动也不能动，好像就是在等着了，等着老天把我带走。"

"说实话，我也有过自杀的念头，但现在一想到当初没有自杀，我真的为自己高兴，没有什么是过不来的，包括自杀的念头。现在一想，它就是一个念头。是的，说到底，它就是一个念头。"

"我几乎不理解当初为什么会有那种冲动。当初觉得，病痛的疼，自己会受不了的，但实际上，那么长的时间不也过来了吗？当初觉得，如果痛苦的时间很长，自己会崩溃的，但是现在，不是还很好吗？"

……

想自杀的人，一方面很疼很痛苦，更重要的是，他总觉得——以后的疼和痛苦自己受不了。

真正可怕的，是对于未来痛苦的持续想象。实际上，真正的痛苦，永远比你想象中的痛苦要轻。

是的，未来真正的痛苦，永远比你想象中的痛苦要轻。

一个癌症患者，会在想象中把未来的痛苦放大，甚至放大到极致，然后在极致的、不真实的痛苦中——产生自杀的想法。

说到底，一些自杀的人，不是被现实的痛苦折磨死的，而是被自己关于未来的痛苦的想象吓死的。

不是现实，而是想象，让他们杀死了自己。

大多数病人，在现有医学止痛技术的辅助下，是可以挺得住的；他们挺不住的，是关于未来痛苦的想象。另外，一个人的内心，也永远比自己想象的要强大。

因此，当病人因为身体痛苦而要自杀时，可以对他说这样的话：

"你想象的痛苦，比真实的要大，这是癌症患者的共性。既然如此，请把想象中的未来的痛苦程度降低，降低，然后在已经降低后的想象中——再去感受未来。

　　"另外，请再做这样一个想象：

　　"在你之前化疗时，你也有过一种感觉，觉得太难受了，但是，这么长时间过去了，你不是也过来了吗？这些都是事实啊！换句话说，你有足够的对抗痛苦的能力。想一想，是不是这样？你有足够的对抗痛苦的能力，就像无数和你一样痛苦但是没有选择自杀的人一样。

　　"那种能力，你感受到了吗？

　　"其实，你有时还能感觉到更大的能力，那就是即便有两倍于现在的痛苦，你都能承受。"

　　当然，也有一些病人能够忍受，但他们会问我：就算我能够承受得住，但是，我为什么要承受呢？

　　那好，请继续听我说。

提示

一定要让临终者将痛苦的想象降低！

可以在对方降低痛苦想象后，引导他在这种感觉中多"停留"一会儿。

和自己温暖告别

我会这样对他说：

"承受痛苦，是为了延续生命；即便生命已经无法挽回，那些痛苦也值得承受。

"生命不可挽回，不等于'不可挽回的生命'没有价值。

"正因为生命不可挽回，生命才真正有了价值。因为，从现在开始，每一天、每一个小时，不必再考虑病情与死亡了，而只想它的内容——它在一生中带给自己的一切美好的东西。

"这是每个人必须对自己做的郑重告别，是的，必须对自己做的郑重告别。"

"一个人，告别的对象，不只是亲人朋友，还有自己。

"和自己以往的一切岁月告别，和经历的一切告别，和成百上千的快乐温暖骄傲幸福的记忆告别。感谢它们，也感谢把它们带给自己的人，甚至包括只有一面之缘但带给自己几分钟快乐的人，和所有这些一一告别。

"这个告别一旦开始，你就会觉得自己在做一生中最有意义的事情，因为，你从来没有看清看全：

"自己这一生中，究竟都经历了哪些幸福哪些快乐哪些温暖哪些骄傲？

"一个人，连这个都不知道，是多么大的遗憾！

"而如果不知道这些，就走了，那是更大的遗憾。

"如果不知道这些，就自己选择走了，那更是巨大的遗憾！"

"这个阶段，亲人给你花了钱，这个钱让你少了许多痛苦，那么，你就该让这些钱花得有价值，甚至，花得最有价值。你与自己的这种告别，就是这样有价值的事情。

"亲人在继续花钱，你又多了许多和自己一生告别的时间，并在告别中——全面深刻地回忆、感受你所拥有

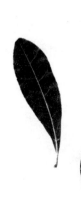

的一切。如此，于你、于亲人，都是一种'福'。

"这钱，花得值。

"为此，忍受痛苦，值得。"

"另外，很重要的一点，这个世界上，每个人最终都会离去，每个人都有权在最后时刻少些痛苦，内心安详地离去，这是你的权利，也是你的亲人最大的愿望。而花的那些钱，可以尽可能地减少你的痛苦，帮助实现这一切。

"你不是在花钱，你是在享用你的生命最后的、最珍贵的权利，也是在实现亲人最大的愿望——和这两点相比，那些钱又算什么。

"不妨做一个换位思考：现在要离去的，如果是你的亲人，那么，你是否希望他内心平静，是否希望他减少痛苦，是否希望他最终安详，这些是不是你最大的愿望？

"那么，花些钱又算什么呢？

"对待那些钱，你要做的不是患得患失，而是要让它花得更有意义更有价

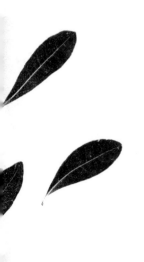

值，让自己的回忆更饱满、内心更快乐、精神更宁静。

"你说呢？"

你也许会说，以后的阶段我的身体会不舒服，大脑也会糊涂，你说的那些告别我有精力完成吗？

请听我说：

"是的，你的身体不舒服，大脑也会糊涂，整天昏沉沉的，而你知道这意味着什么吗？

"这意味着，你更应该抓紧时间——和自己做温暖的告别。

"在这个世界上，每个人都会死去，每个人在去世前都应该完成这种告别。从某种意义上说，只有完成了这样的告别，他才有权利离去。告别的人中，有的人清醒些，有的人昏沉些，如果清醒，请尽情享受这种告别，而昏沉的人基本放弃了这种告别，那么前者比后者要多出多少回忆过程中人生的幸福与内心的安宁啊！

"你已经在身体上不如别人，凭什么在人生的幸福感与内心的安宁感上——也要比别人差那么多？

"所以，你更应该抓紧时间，和自己做温暖的告别。

"你要行使并且享受你最后的、最大的、最有价值的权利，在这一点上，你要和别人一样！

"另外，你知道吗，当你真正开始温暖告别时，你会发现，温暖和幸福以及力量不仅在回忆中被唤起，而且，它们像一个你自己创造的保护膜，能够替你分担一些身体上的痛苦。相信我，做这种温暖告别的人，远远比没有做这件事的人要少一些痛苦，他们的内心会突然出现一些支撑。这种支撑不一定很强大，但足够产生一些力量，来自生命自身的力量，它会让你的身体舒服一些，可以让你的大脑清醒一些，可以让你觉得自己还'活着'。

　　"你还活着。

　　"好好活着。"

提示

生命尽头，有大温暖，才有大动力。

甚至，越到生命尽头，越要有最大的温暖！

171

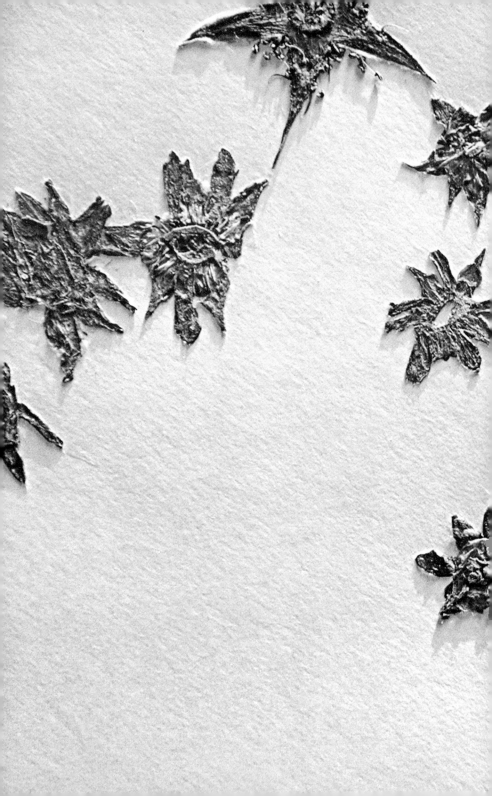

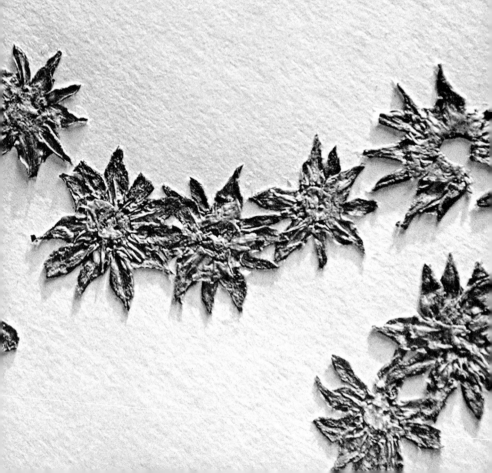

第三章

临终关怀，
最特别的志愿者

温暖的

流动

临终握手

她走了。

多么奇怪，我再去看那位患了胰腺癌的大姐时，脑中竟闪过一个念头：她走了。

我想着她的样子：似乎永远都是侧躺着，微蜷着，没有了把身体全部舒展的力气。几天前，她内脏出血，大夫说如果再有一次，就没有救了。

我在路上想着这些，是给自己一个心理暗示：这几天，多去看看她，以后，也许……

到了医院，我被告知，在我去看她的九小时之前，她走了。

关于她，有许多记忆，但在此时记录的时候，能够清晰想起的，是以往几次离开时的握手告别。

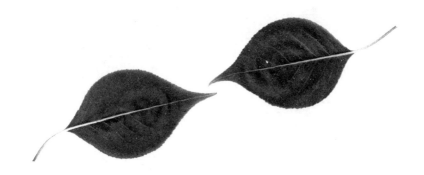

　　握手告别，这个动作、这个要求，是她提出来的。那天我要告辞，她突然说了一句："来，小张，握个手，告个别。"

　　之后，这就成了一个习惯。

　　她在身体还好时，会坐在那里，身体前倾，伸出手来，我们的手紧握一下。（现在想来，我握住的是她生命的最后的力量。）

　　后来她的身体不太好了，她躺在那儿，我伸过手去，我们轻轻握一下。

　　后来又不太好，她挣扎着要坐起来，但又倒下了。我伸过手，拍一下她伸出的手。

　　后来，她只能侧卧着，我见不到她的手了，就对她挥挥手，笑着说："再见！"

她也笑着说："回头见。"

　　从那时起，我们就不再握手了。我竟没有察觉，那应该就是最后告别的前奏。当一个人，无法通过双手传递生命温度时，他已经在与你告别了。

　　突然觉得，也许，许多临终者会渴望握住另一个生命的双手，这样他会觉得自己与这个世界是相连的，是被另一些人"拉"住的，他并不孤独，某种阴冷的东西，被一只手、几只手、不同的手的温度温暖着……

　　看着她走后的空床，我转身，去看其他的病人，如果可能，去握住他们的手……

提示

临终者需要另一个生命的真实温度，这一温度，不仅来自心灵，而且来自握手。

因此，要注意观察，如果对方主动握手，非但不要拒绝，以后还要——自己主动握手。

单独的病人

她，一个人在病房里。

这句话有两个意思：第一，她住在一个单人病房里；第二，没有多少人来看她。她没有结婚，亲人中，只有一个妹妹。

我一般是快中午的时候去看她，那时她要准备吃饭，护工会把她叫醒，其他的时间，她几乎都在睡觉。

看到她已经吃完饭了，我就敲敲门，走进去。她的床被半摇起来，她靠在被子上，见到我之后，礼貌地点头。

我们之间始终很客气，而且每次交谈的时间最多也就几分钟。然后，她就抱歉地说："有点累了。"我就起身告辞。

有那么两三次，我刚进去，她就对我说："不好意思，今天有点累。"我笑着说："没事，下次我再来。"

她并不是拒绝我，而是身体状况确实不好。不知是否有人见过那样的面孔，初见时面色红润，和你说话时也很有精神，但是，某一刻，突然地，一种极度的倦怠就浮现在脸上，中间几乎没有过渡。

她就是这样的。

由于我们聊的次数很少（也就五六次），时间也短，因此关怀的效果并不好，表现之一就是，她几乎不和我说她的苦恼。只有一次，说起妹妹为她花的钱她非常内疚，而当我准备"劝解"时，她又用别的话题岔开了，不愿意和我深谈。

我们之间唯一说到十分钟的谈话，是聊国画。她喜欢画国画，而我对此一窍不通，就认真地求教。她有点兴奋地和我讲，讲着讲着有点不好意思了，说："我也是刚学的，好像什么都懂似的。"

"没事，我也是一直想学，有人愿意给我说说，我求之不得呢。"

她笑了，身子向上正了正，有了正式给我讲的样子。

"要不，以后我每次来，都向你请教一二吧，只要你不嫌我笨。"

"好啊！"

那一刻，我感到了一种气氛，一种会给我们更大信任感的气氛。我终于找

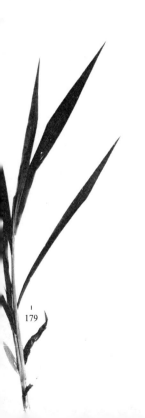

到一个深入沟通的渠道，而她也有了病痛之外一件高兴的事情。这个气氛甚至让我觉得，就像一个学生本来学习不好，但考试时偏偏遇到一道在课外书上学过的大题！这种惊喜之下，我预见到了以后许多次的交谈，以及可能出现的劝慰效果。

但是，我不知道，这居然是我们之间最后一次交谈。

几天后的一个中午，我去看她，她还在睡觉，我没有打扰她，转身走了。到了院子里，我突然有了一个想法，就快步走到一棵树前，捡起一片落在地上的树叶，在上面画了一个"笑脸"，旁边写着："祝大姐今天愉快。"

然后，上楼，走进她的病房，把"笑脸"放在她病床边的小桌子上。

几天后，我再去看她，她已经……去世了。

那一刻，看着空空的病床，我的鼻子有点发酸。

我不知道自己在想什么。最后，有一句话出现在心里："大姐，我没帮上你什么忙。"

就在我要走的时候，护工叫住了我，她对我说：
"大姐走的前两天还提到你呢。"
"是吗，她说什么？"
"她问，小张来了吗？"

说了声谢谢，我转身离开，心里想着护工说的那句话："小张来了吗？"这句话我非常熟悉，因为在另一个地方关怀高危老人时，也出现过这样的情况：老人去世后，护工转告我同样的话。

　　"小张来了吗？"

　　想着她问这话的样子，我知道，她的心中，已经有了我曾经想给她的东西。

提示

关怀，与结果无关，你做了，对方就得到了。

临终者在生命尽头，对于温暖的感知力，是之前的很多倍。

交换秘密

告诉一个癌症患者，经过检测，他的病情并不重，这是怎样的一种心情？

这是怎样一种兴奋的心情！

我从大夫那里知道一个病人的检查结果，非常好的结果，我一整天都很快乐（我和这个病人非常熟），就像是我自己的一个喜事，并且这个喜事如果一直没有正式发生，我就一直这么欢喜下去。我所说的正式发生，是指我会当面告诉他！（他回家了，过几天回医院继续治疗。）尽管他也许已经知道了这件事情。

但是，我还没有当面告诉他啊！

其实，我是可以给他发短信的，好几次我都忍不住了，尽管我还想象着他看完短信后高兴的样子，也许，他更是大口大口地喝水，或者多放一些茶叶。（这是他自己发明的方法，为了减轻药物的副作用。）

我设想着三四种他欢喜的可能表现，那是重生，重生！因此，你怎么设想那种欢喜都可以。这种感觉，就像一个人得到年终奖时，拿到的是一张卡，里面的钱他自己不知道，只是被告知"许多，许多"……

谁说做临终关怀是痛苦的，这不就是欢乐吗！而且，这种欢乐，在各种灰色的病人情绪中显得那么醒目，让你深深铭记。

几天后的一个下午，我终于见到了他。

他拿着大杯子往病房外走，我笑着拦住了他，对他说："我问了大夫，大夫说你的病很轻，没有什么事情，很快就能出院了。"

他的脸上并没有太强烈的兴奋表情，显然他已经知道了，而他突然对我说了这样一句话："我要出去一趟，你别走啊，一会儿回来有事和你说。"

"什么事？"

"我屋来了一个新病人，一会儿我给你介绍一下，你也帮帮他。"

我一愣，随即是非常强烈的感动。

这是我做临终关怀多年来第一次遇到的情况——一个病人主动地把新病人介绍给我！

以往都是大夫及护士长引荐，或者我们自己和新病人搭讪。前者，病人只是应付一下；后者，病人则有点"狐疑"，有时不太理你。

现在，居然发生这样的情况，由病人主动推荐！知道这意味着什么吗？这意味着他认为我对他的帮助是有效的，能够真正在心灵上帮到他……这是我来这个病房的目的，但是，我从来不敢真的这么想……

做临终关怀者，你不敢也无法去想你到底做了什么，对方也几乎不会说出关于效果的反馈，于是在潜意识里，你宁可相信——效果不大。这种潜意识也会成为你继续来这里的动力。你无法确定效果，所以就多来吧，用笨鸟"多飞"的办法。

所以，现在，听到这句话，我就不只是感动，甚至是激动了！

于是，那一刻，我竟有一种奇怪的感觉：好像不只是我带来一个与他有关的欢喜秘密，他也带着与我有关的欢喜秘密，在这样一个初夏的黄昏，两人见面了，交换秘密，共享欢乐……

提示

临终关怀者，将自己的"欢喜"强化，同等重要，更加重要。因为，只有自己的心态始终健康，才能长久地去关怀临终者。

战斗家庭

临终关怀，关怀的不仅是病人，还有病人的家属。

因为，在这个世界上，注定是病人的家属陪伴他们的时间最长；也因此，病人的家属承受着最大的压力，而这些压力又几乎无处释放……最终，无处释放的结果，或者是自己抑郁，或者是偶尔对病人态度不好。后者，会让一些病人完全失去希望……

有时候，关怀好了一位病人的家属，哪怕是缓解一下他的压力，也能让病人家属耐心照顾病人的时间延长几个月。

有一次，我关怀一个很年轻的病人，逐渐取得了他和他父母的信任，在关怀结束之后，病人的父亲突然说了一句："等一下，我送送你。"

我当时没有拒绝，因为我感觉到，这位执意要送我的病人家属——可能是有很多话要跟我讲。于是我们走出病房，走出病区，走出大楼，然后，我主动在院子里坐了下来，问了一句："最近，压力大不大？"

我只要问这一句话就够了。

在之后将近四十分钟时间里，他将自己所有的痛苦、压力全部倾诉了出来。

其实，相关的内容我能够猜想到，和其他病人家属说的都差不多，但关键是，他终于有了一个出口，可以把它们都说出来……在整个过程中，不需要打断他，只需要静静听着就可以。而他说完之后，也不需要进一步的劝解，只是点点头，就可以了。然后，告别离去。

在那之后的很多天里，我确实感觉到这位父亲一下放松了很多。

很多时候，一个人的内心承受能力一旦到了极限，就要面临全面崩溃，但是，如果压力得到释放，那么承受能力也会增强。全面情绪崩溃、承压力阈值增高，两者之间，可能就差一次透彻的倾诉，之后，仅仅一天，成功转化。

让我有些惊讶的是，之后某一天，当我要告辞的时候，这位父亲突然对自己的爱人说：你也送送大诺吧……

一切尽在不言中。我知道，他肯定是希望自己的爱人也有机会能够把内心的压力倾吐出来。而作为母亲，她的压力可能更大一些。

之后，还是在医院的一把长椅上，还是同样的方式，这位母亲说了很多，也哭了两次，然后是我的点头和告别。

再去的时候，我发现这对夫妻都有了一种很明显的放松，甚至有了一些说笑，而这位年轻的病人也能高兴起来了。

很多时候，临终关怀者真的只需要带着一个关怀的愿望和一个愿意倾听的心态，就够了。因为，临终者和他的亲人，一方面他们在承受着巨大的心理压力，一方面他们也被锻造成内心强大的、战斗的家庭。这个家庭，有着我们想象不到的彼此血脉连接的坚韧。这种坚韧，只需要一次舒缓，就能够再次坚韧起来。

临终关怀者，一方面关怀着一个又一个家庭，另一方面，也见证着一个又一个家庭循环往复的坚韧。

提示

有的时候，临终者的家人只需要一次"倾诉释放"，他们因此更让人肃然起敬。而这次倾诉一旦结束，不要主动询问是否需要再一次沟通，如果那样，对方可能会尴尬。

我的特别感受

到了临终病房，你会看到人世间许多悲欢离合，包括各种情感关系、子女关系导致的问题。

之前，人性在平和状态下，如果有一些小的摩擦和局限，基本都能解决，而且，好像能分出对错。但真正到了临终阶段，临终者的身体和心灵都到了极限，照顾他的家人也被卷入痛苦的旋涡中，还要加上金钱的压力，以及对于自己未来的忧虑，如此，人性的表现，就非常复杂，非常真实。

它带给我的特别感触是：

这个阶段，任何一个人，做出任何一个决定，说任何一句话，无论你当时听了多么惊讶，其实都是可以理解的，都是人在各种极致关系状态下的自然表现。

因此，就像没经历过战争就不会珍惜和平一样，我真的会对自己现在的人际关系非常非常珍惜。毕竟，现在的一些关系即便出现问题，也都在可控、可解决的范围之内。

对于身边每个人，只要对自己好，或者曾经对自己好，我的确都非常感恩。

每一个好的关系，都是需要呵护的人间天堂。

再坚持

一次

硬着头皮，
再坚持一次！

我不知道能否帮上她。

她躺在床上，闭目养神。好几次去看她，她都是这个样子。听说她已经这样躺了快一周了，连医院的楼都不下，这与她之前的表现大相径庭。之前她是病房里的"积极分子"，经常鼓动大家多活动，要坚强。

这一切的变化，理由很简单：病情恶化了。

家属希望我去和她聊聊，劝她走一走，呼吸一下新鲜的空气。但让我尴尬的是，当着许多人的面，她拒绝与我交谈，很冷的一句话扔过来："累了，不想说话。"

说实话，当时我有点尴尬，但还是微笑着说："以后再来看您。"

我第一次遇到这样的人以及这样的表情，它不是痛苦，几乎是——愤怒。

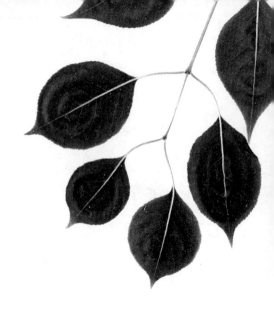

　　按照家属的说法，她其实知道自己的病情，知道将不久于世，但她对生命的要求不高，哪怕再多活一年也可以。只是，这次恶化，也许意味着她只有几个月的生命了。

　　她不愿与人交谈，是啊，谈什么呢？别人说的东西她都知道，她甚至都不奢求活下来，只想延续几个月的生命，但是，连这个都做不到！那么，有谁能劝动她呢？劝她的意义又是什么呢？还有，之前的努力又成了什么呢？这几个月吃的苦，花的那些钱，不都白搭进去了吗？

　　她不想说，我也没有办法，我陷入一个悖论：不想和你说的人，是内心最痛苦的人，是你最该帮的人；内心最痛苦的人，不想与你交流，是你帮不上的人。

　　临终关怀特有的瓶颈，把我卡在那儿了。

　　我无能为力。

不知道，下次去看她，会是什么样的结果。

我唯一知道的，是哪怕硬着头皮，也得再去一次。哪怕，只是一次。

是的，我告诉自己：硬着头皮，也得再去一次。哪怕，只是一次。

这种坚持也许是无意义的，但是，如果你不去，那就是彻底没有意义了。坚持，对你来说，只不过就是多硬一次头皮，多走几步路；而对她，也许就是某个心灵灾难的缓解，孰轻孰重，一目了然。

再坚持一下……

出发。

提示

再坚持一次，没有损失，万一得到信任呢？

作为临终关怀志愿者，最可能遇到的，也是最应该无所谓的，就是"被拒绝"。这也是让内心更强大的自我成长过程！

看不见的志愿者

曾经有一次，我接受一个朋友的委托，去看一个病人家属。

这是一个白血病孩子的母亲，孩子已经去世。

其实，去的时候，我并不知道能够给她带去什么样的帮助，而朋友也只是说她现在非常痛苦，可能需要一些关怀。

上午时分，我在她的工厂宿舍里见到了她。一开始，双方说着普通的寒暄话，之后，她问了一些我关怀其他病人的事情，渐渐地，屋内的气氛没有那么压抑了。

之后，她主动提起她的孩子。先说了一些孩子得病的情况，然后说孩子没有得病时的情况，而说着说着，她有了一些"特别"的表现。之所以说"特别"，是因为她好像忘记了孩子已经去世，在说起孩子从小到大的故事的时候，越说越投入，甚至说到一些有意思的细节，自己都笑了起来……并且，她还拿起了她的钱包，打开钱包，让我看她孩子的照片。

她指着孩子的照片，继续说着孩子生前的事情……

整个屋内的气氛非常奇怪，但是我不能打断她，而她终于在说完之后坐在那里，突然之间就沉默了……她并没有哭，只是安静地坐在那个地方，沉默着。

说句实话，关怀离世孩子的父母，是非常艰难的事情，甚至可以说是临终关怀领域最艰难的事情。你无法讲道理，无法用情绪和情感来缓解对方的痛苦。许多时候，劝解无解。

又寒暄了几句话，我就告辞了，但我走的时候特意要了一个东西：她的通信地址。我有一个想法：想借自己当时做媒体记者的身份，写一篇她的故事，同时附上她的通信地址。我想让一些读者看到这篇文章之后能够去关心她，这是我唯一想到的能够帮助她的方法。

让我特别感动的是，当时报社的领导也非常支持我的想法，第一次破天荒地，在相关的故事报道中，在结尾处加入了故事主人公的通信方式。

仅仅一周以后，我再次接到了这位母亲的电话。她的第一句话就是，非常感谢我们的报纸，她现在已经好受多了。之后，她说了一个数字，让我吓了一跳。她说她收到了一二百封来自全省的读者来信！在信中，读者们以自己的方式及话语关心她、安慰她。她说，她看完了所有的来信，把所有的来信都放在一起，放进自己的包里，随身带着。然后，她又说了那句非常重要的话：

"我现在感觉好受多了。"

在那一瞬间，我知道，自己认为很无奈的关怀方法，其实是最好的方法。当一个人遭遇非常大的痛苦的时候，我们需要给予他非常大的温暖——如果他遭遇了铺天盖地的痛苦，那我们就要给予他铺天盖地的温暖。而且，这些温暖最好来自陌生人。来自陌生人的温暖，会以几倍的温暖抵达内心。

几分钟后，我走到窗前，向外看着，想象着那些"看不到的志愿者"。我不知道他们来自全省哪个城市、县城、乡村，也不知道他们长什么样子。但是，当我透过窗户向外看的时候，我仿佛真的看到了他们，我非常认真地在心里说一句：谢谢你们。

这些关怀者，我一生都不会知道他们是谁，不知道他们在哪里。他们也不知道彼此是谁，都在哪里。他们也没有见过故事里的这位母亲，不知道她长什么样子。所有的一切都是"看不到"的。但就是这样一些看不到彼此的人，他们用看得无比清晰的行为，以及感受得无比清楚的温暖，拯救了一个刚刚失去孩子的母亲的人生。

在这个世界上，温暖，以及温暖的传递，永远都无法形象化、无法图像化、无法影像化，它们从一个心灵到另外一个心灵，从一二百个心灵到另外一个心灵，这样的支持、这样的支撑，是心灵之间最为动人、最为震撼的一次流动。

它让生命值得，让人间值得。

提示

关怀他人，最最简单，必有结果。

天使的接力微笑

下面的这个场景让我终生难忘。

在临终医院里，有一个二十多岁的女孩，她已经进入癌症晚期，对周边的人都非常排斥。她有一种愤怒：为什么我这么年轻，会得这样的绝症？

因此，对她的关怀，大多数时候她都是拒绝的。开始很冷漠，后来也只是点点头，即便我去了几次，最后她也只是微笑一下，然后闭上眼睛，装作休息。

医生后来也说，对她来讲，说话时间长，也会不舒服。于是，当我走过她的病房时，我知道，这是一个无法关怀的病人。

但有那么一天，让我很惊讶的一幕出现了：有一个志愿者，也是二十多岁的女孩，她站在病人病床旁，微笑地看着她……志愿者没有说话，病人也没有说话……志愿者只是微笑地看着病人，病人仍然是淡然的反应，最后用微笑回应一

下，然后闭上眼睛……但是，当病人睁开眼睛的时候，她发现：这个志愿者仍然站在那里，还对她微笑着。

这不是一种常规的交流，更像是一种交锋。而病人开始针锋相对，有些赌气地看着志愿者，但过了一会儿，两个人居然都笑了。

之后的日子，这样的一幕反复出现：这位志愿者走到病人床前，看着病人微笑，两个人微笑。再后来，志愿者带来了自己的关怀小组（另外一个男生和一个女生）。他们三个人轮流去看她，站在那里，对她微笑。甚至有的时候，一个人微笑了一两分钟就走了，另外一个人站在那里，继续对着病人微笑。而走的志愿者跟我讲，她有点笑累了。当时听了这话，我都乐了。

其实，她没有开玩笑，在那样的气氛中保持微笑，会比平时更累，但她始终保持着。同时，微笑三人小组接力继续……

面对一个不愿意接受关怀、心里冰冷的病人，他们想到的方式非常直接、非常朴实，类似于——一个母亲对一个婴儿：就是看着你，对你微笑。

有一段时间，我对一些非常原始朴实的关怀方法不是特别支持，总觉得应该有一些理论支撑，或者有一些特别的实践经验。但这一次，我发现，真的只有这种最"原始"的方法，才能够拉近离去者和关怀者之间的距离。

一个母亲对着刚出生的婴儿微笑着，一个生命对另一个即将离去的生命微笑着，所有的一切，都开始归一，归于世间最最简单的表情：微笑。

这个表情，是生命之始，也是生命之终。

在这种特别的关怀方式下，病人的情绪一天天好了起来，她对我的态度也都好起来了！可能，在她的眼里，我们都是关怀者，都是志愿者，是一样的人。于是，从一开始她拒绝整个世界，到后来她接受了一个人的微笑、三个人的微笑以及所有志愿者的微笑，这等同于，她又重新接纳了整个世界。

志愿者，确实是这个世间的天使。

天使，在微笑。

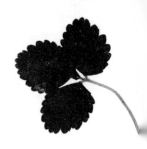

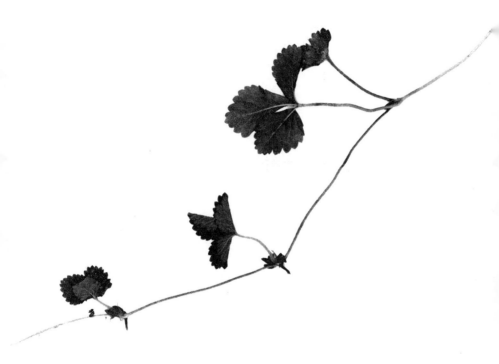

提示

临终关怀最简单的技巧：微笑。

如果在关怀的过程中，实在没有办法了，就对他微笑吧。

中国，
临终关怀在行动

很多人会比较好奇，近些年来，在中国做临终关怀的机构以及志愿者，是什么样的一种情况？以下，我尽力用自己的所见所闻呈现出这个群体的画像。

在北京市某个社区卫生中心，有一些特别的临终关怀医护人员，当社区里有临终病人的时候，他们会到病人家里做相关关怀，并在政策允许之下，给予相关的药物支持。当病人进入到生命最后阶段，他们会进驻社区卫生中心，那里有专门开辟的病床，在那里，病人有尊严地离去……

有一次，我在一所大学做公益项目评审，其中一个公益项目让我一愣，居然是一个公益团队在做临终关怀，关怀城市医院里的血癌儿童。当他们做项目陈述的时候，我看到PPT上的许多照片，是他们跟孩子们在一起的照片（当然孩子的面孔做了处理）。看到这些照片，以及知道他们的项目已经做了半年多，我真的非常感慨！其实，大学生是关怀绝症儿童的绝佳人选，因为，绝症儿童非常崇拜大学生哥哥姐姐。如果大学生哥哥姐姐说了一句什么话，他们会听，就更愿意做相关治疗的配合。

我在想，他们是怎么找到这样的地方的？以及，如何用自己的热情、专业能力，让医院相信——他们可以关怀好这些小病人……

由于时间关系，我无法了解更多的细节，反正，我只要知道一点就可以了：

他们赢得了医院和家长的信任，定点排班，定期看望，并且一直做下去……

而在另一所大学，有一个大学生科研团队，他们以临终关怀为调研题目，提出临终关怀进入医学院选修课的建议。为此，他们联系和访谈了许多临终关怀专家。这些专家，来自公办医院临终关怀机构、民营医院临终关怀机构、大学里的临终关怀研究机构，以及临终关怀一线的医生。让这些大学生们特别惊讶的是，所有的访谈嘉宾，包括院长、教授等，一听说他们在做这样一个调研，都给予了极大配合，并不轻视这些"小朋友"的想法，同时，鼓励他们把这个项目做下去。乃至于后来都有院士为他们这个项目做相关推荐！

有一次，我接到一个电话，是东北的一个朋友，她说许多朋友都有心理学背景，他们在平时工作之余，也在做一些公益项目。而现在他们想关注一些特别的人群——临终人群，希望我能够提供一些经验指导。

这些人大都是三四十岁，他们有自己的本职工作，休息的时候需要照顾老人孩子，但他们仍然愿意在周末抽出时间，用自己的专业技术去关怀临终者，并且决心把这件事做成一项公益工程，他们已经开始行动……

另外，我还亲眼看到，在某家临终关怀医院，周末的时候会有几百名志愿者在做关怀，很多人来回路上需要四个小时！而且，很多人有很好的培训意识，他们会以团队的名义，在关怀之前邀请老师提前做相关培训。他们或者是大学生团队，或者是某个读书会团队，或者是已经六十多岁的社区志愿服务团队！

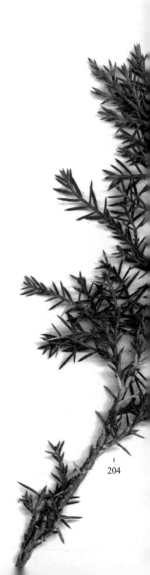

所有这一切，会让你产生这样一个想象：

当周末来临，当假期来临，有一大批志愿者，正行走在中国大地上。他们有一个共同的目的地：有临终病人的地方。

走向那里，对即将逝去的生命轻轻说一句：

你好……

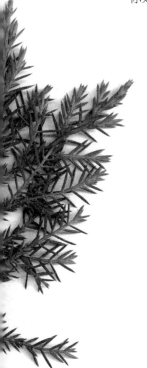

提示

临终关怀，是一种社会"生态"。

这一生态，每个环节都非常重要，都可以最终落实于临终者的内心——期待您的加入。

我的特别感受

如果一个志愿者,做临终关怀能够做到三年以上,那么,他的内心会发生许多变化。

他的内心可能会非常坚硬,也会非常柔软。

所谓非常坚硬,是指他不会那么悲伤,对于很多东西,很难有情绪的波澜,会变得非常冷静。

这种冷静让他有一个好的习惯,就是遇到大事也不慌,遇到小事也不着急。因为,人世间可能只有生死之事是大事,那么他在生死之事这个领域待了这么多年,可能真的没有什么大事——让他觉得大惊小怪、哭天抢地、恐惧不已、悲伤无限。

他一般不会走到某些情绪的极端去,尤其是坏情绪的极端。

为什么非常柔软?因为他对世界上美好的东西、温暖的东西、幸福的东西都超级敏感。他在做临终关怀的时候,就需要去找到临终者的这些东西，予以强化。几年下来，他对任何一个人的温暖、幸福、快乐，就都很敏感。他像一个敏感的捕捉体，像一个探测器，专门探测这些东西。有的时候，连对方自己都没意识到，他就已经探测到了。

对我来说，最大的变化，就是在平日里——

特别容易发现一些"好"的东西。

特别容易将这个"好"放大。

我带着探测器找到这个东西，同时又带着放大镜放大这个东西。所以，我生命中的欢乐与幸福感，就比没有做临终关怀的时候多出好几倍。

因此，我对我自己——都有些羡慕。

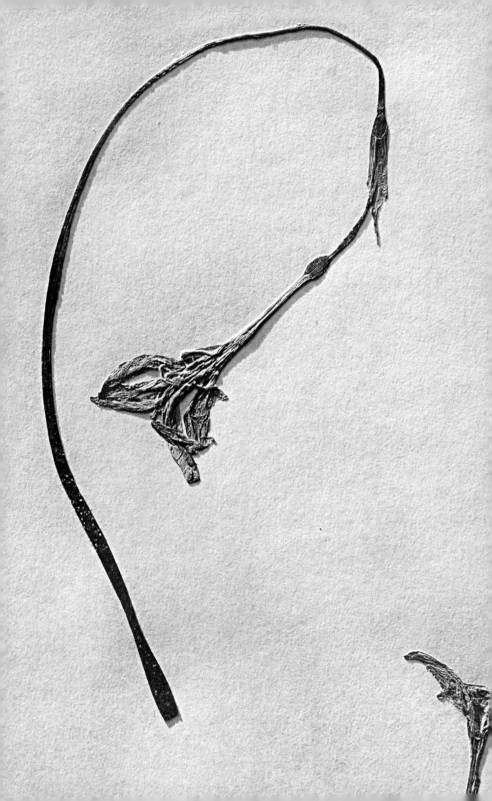

第四章

如何劝解临终者的典型痛苦

临终病人的基本心态

临终病人处在巨大的心灵痛苦中，他们渴望对外倾诉，但是，对亲人又很难开口，原因有三：

其一，他们觉得亲人已经很辛苦了。

其二，这种痛苦有时候就与亲人有关，比如，对亲人的愧疚感。

其三，他们的内心非常脆弱，无法忍受这些痛苦说出后，再与亲人相处时的压抑气氛。在重压之下，有一点点压力，都是他们无法承受的。

一般来说，临终病人心中总有亲人无法知道、无法深知的痛苦。而那个痛苦，就是临终关怀者应该涉足并且解决的。

临终病人有两种比较极端的心理：其一，自卑。他们在生命的后期，在巨大痛苦中，觉得自己在仰视这个世界，仰视身外的人。其二，"自傲"。他们对生命以及痛苦了解得更深，所以在潜意识里，面对许多来看他们的人（包括朋友），他们有着生命意义上的"优越感"。

临终病人，几乎就是半个生命哲学的研究者。

所以，对他们的劝慰需要临终关怀者更大的尊重，不能有任何施舍关爱以及俯视临终病人的意味。同时，对生命价值、生命意义等哲思问题，一定要有认知方面的适当准备。

临终病人因为身体很不舒服，大脑长期处于疲乏混沌状态，所以在与人交流方面，他们没有强烈的需要（他们平时和家人的话都很少），所以，临终关怀者必须在与临终病人的交流中，快速地给临终病人留下好的印象，这些印象包括：

和这个关怀者聊天我很高兴；

内心很舒服；

自己的问题被释解；

被鼓舞了，增加了对抗身体痛苦的力量，等等。

如此，临终关怀才能继续下去，才可以有更大的关怀效果。

临终病人不会主动而且明显地说出自己的痛苦，从某种意义上说，他们觉得自己的痛苦无法释解，只能随生命的逝去而消失。再有，他们对外来的关怀者还是会有生疏感，不会有密友那样直接的倾诉欲望。但同时，他们又隐隐觉得对方是专业人士，对于自己的痛苦也许会有帮助。在以上心态的共同作用下，他们往往会含蓄地透露自己的某种痛苦。当然，即使这样做，也需要几个前提：

一、这个痛苦对他们非常重要，而且不吐不快；

二、和关怀者有了心灵的信任，对关怀者的劝解能力也有了信任；

三、亲人不在身边，可以放心地说；

四、某种更适合交流的气氛出现（比如病房内人很少、自己也很清醒，等等）。

之所以说含蓄，是因为他们往往不会以"有个事情挺烦的"这样明显的话来作为开头，而是把自己的痛苦放在其他的话语里，貌似有意无意地提一句，而提的时候也不会太多，就说几句。（当然，也有例外，一般老年临终病人倾诉欲望更强些，会直接甚至反复说自己的痛苦。）

这个时候，就需要临终关怀者有足够的敏感度，能够认识到这一时刻的重要性，并且快速跟进。当然，这种跟进，更多是问一下这些痛苦的背景以及细节，而不一定立刻回答，等到下次交流的时候，你再带着深思熟虑的劝慰话语，来到病人身边……

心灵之门再次打开

临终病人，大多有这样的身体状况：疼痛、困倦、精神差，因此，他们和外界交流的愿望并不强烈，但他们又的确需要关怀。毕竟，他们的痛苦需要倾诉，需要缓解，而这些痛苦，又很难和家人讲。

我常说一句话：让一个痛苦的人（病人家属），去关怀劝解另一个痛苦的人（病人），其实很难。因此，非常需要家庭之外的临终关怀专业人士介入。但即便是专业人士，如果说的话语不能在几分钟内产生效果，不能让对方觉得"心里敞亮一些"，临终者也会拒绝进一步沟通。

因此，在几分钟内，仅仅几句话就让对方内心舒服，这是非常重要的！同时，也是非常艰难的挑战！

许多关怀者有着强烈的关怀愿望，但是，就是因为"没有这些话"，就失去了和临终者进一步交谈的机会。如此，确实非常非常可惜。

为此，我将这些话列在下面，它们是历经十年、近百例关怀之后——被证明有效的。可能，它们能够打开生命特别阶段紧闭的心灵之门。

　　在见到病人时，如果他的脸色不错，就要立刻告诉他：
　　"今天，你的脸色不错。"
　　脸色是一个人身体状况综合表现的外在形式，因此，特别提到脸色不错，会给病人关于身体的积极暗示。
　　如果他的脸色不太好，而且他自己也提出这个问题，可以和他说：
　　"化疗期间，脸色并不重要，重要的是你的肿瘤的大小。身上打了这些药物，再要求脸色好，就太苛求自己了。只要肿瘤指标下去了，脸色差点也无所谓啊。化疗一结束，吃几顿好的，休息半个月，就都缓过来了。"

　　如果他已经动了手术，就可以和他说：
　　"那你的状况很不错嘛，只要能动手术，就说明你的瘤是可以处理的，那你现在也就是术后巩固化疗了。我知道有的病人一动手术，打开一看，发现不行，动不了手术，又给缝上了，那就是不好办了。能动手术，就说明情况不错。"

　　如果病人出现了腹水，可以和他说：
　　"出现腹水也别着急，是癌症多少都会有腹水，关键是

214

这个腹水能不能下去。我知道有一个病人，带着腹水生活了好多年，它一点一点消，病人后来都习惯了。"

如果这个腹水始终下不去，而且抽完后又大量出现，可以和病人说：

"接下来，可能需要跟这个腹水斗一段时间。不过有一点请你相信，根据我见过的病人的情况，现代医学对它还是有办法的，并且有许多方法，这种抽完后又大量出现的情况，不会持续太久。"

如果这个病人身上的癌细胞多处转移，可以和他说：

"身上有多少处癌细胞并不重要，重要的是不要有严重的并发症，做化疗就是杀癌细胞的，这些癌细胞到底有多少，以及在哪里，都无所谓，只要不到骨头里，大都能杀。有一个病人，身上多处癌症，活了四五年了，现在还活得好好的呢。"

特别提醒：这个时候，病人的要求已经很低了，只是希望生命在"近期"没有危险，因此，把重点放在"还能存活"上。

对于在化疗中肿瘤又大了的病人，可以这样说：

"为什么一开始要做四到六个疗程，就是因为这是一场拉锯战，就是因为它有反复，否则做两个疗程不就结束了吗？甚至有时你做了四个疗程，肿瘤小得都不见了，大夫还要求你再做两个，就是因为反复是正常的。一定要等到坚持把疗程都做完了，再去考虑肿瘤大小的问题。在这期间，即使小了也不特别高兴，即使大了也不要焦虑。等到整个疗程结束了，再来看它的大小，那才是真正判断的时候。"

如果这个病人听说和自己得一样病的人去世了，可以把他与那个病人不同的地方予以强化，包括：他更年轻，或者病情发现得更早，或者用的药有区别，或者他的心态更好，等等。

强化"不同"，就能增强信心。

针对化疗痛苦的劝解

一个病人在化疗过程中很痛苦，晚上发烧，嘴唇发白，说话有气无力，干呕，一听要用什么药，立刻精神紧张，害怕有更大的副作用。他说，没想到会是这样。

我这样对他说：

"你以前没想到有这些症状，是吗？（他说是的。）这就对了，如果你看了一些相关的资料，你就知道现在的反应是最正常的了。的确，你在第一个疗程没有太大反应，但那反倒不正常。现在，等于说你比许多人少受了一些罪后，终于开始正常治疗了。

"你说有一些人用同样的药，没有这么大的反应，这有三种可能：

"一、他们在别的医院用过一些药，身体有些适应了。

"二、再过一两个疗程，他们可能就有反应了。我认识的一个病人做了四次化疗才开始有了强烈反应，都不能下床了，现在正改用中药缓解一下呢。你现在还能四处乱走，你的反应比他轻多了。

"三、这个药对癌细胞没有什么作用，那反倒是最大的坏事。

"其实，这就像打仗一样，你趁对方不注意，给了它一拳，癌细胞一下就倒了，你的身体也没有什么反应。但是，很快地，对手反应过来了，你们开始正式打起来，你也就该流血受伤了，你的身体也就开始难受了。但是，你越难受，说明你的身体和癌细胞斗得越激烈，你的药也就越有效果。

"现在，具体效果怎么样？肿块指标确实小了一些吧？这就对了。其实，会有无数病人宁可吃比你多一倍的苦，来换取你那样的指标变化呢，他们都羡慕你呢。所以，你现在这些苦吃得值！

"平时，别总想你的苦，多想想那个指标，这就像一个战场，多看看你攻下的一个个城池，少看自己流的血，你说呢？"

一位老人化疗特别痛苦，多次发生喘不上气的情况，心脏出了问题，为此紧急送到医院。面对以后的化疗，他充满恐惧，觉得自己可能受不了，因此闷闷不乐。

我这样对他说：

"你现在确实很痛苦，但是，这样的痛苦是有数的，是有一定时间限制的。换句话说，它不是一直持续的。在接下来的时间里，也就是每个月中——有那么几天最难受，其他时间是'正常'的难受，而这样的化疗，也不是要持续几年，也就几个月，最多半年多。

"就好像你在吃世上最苦的药，但这些药是有固定数目的，吃一个就少一个，而距离全部吃完，也就更近一步。

"对于'必定会结束'的苦，对于值得一吃的苦，承受与忍耐是有意义的。

"另外，你一定不要总想着以后化疗会如何痛苦，我见过几十个肿瘤病人，发现一个规律，就是无论是第几个疗程，反正他们总会遇到一个最艰难的时期：身体一下就顶不住了，心理上也崩溃了，但是，这个特别难受的劲儿一出现，就几乎是痛苦的最高值。再往后，或者没有那么难受，或者身体逐渐适应。"

"换句话说，你现在的难受，是站在痛苦的最高点，再往后必然是走'下坡路'。而人的身体也有自我适应的功能，它会替你逐渐适应这个痛苦。因此，即便你总忍不住想，以后这种痛苦如何如何，你也该同时想，它会减轻，或者，我会适应。

"归根结底，对于一个也就持续几天、十几天的巨大痛苦，就不该有好像未来几十年之内，每天天都要塌下来的情绪，你说呢？

"其实，以后你面对的情况，无非就是三种可能：

"第一，化疗难受，那就回家休养一段，其结果是——

虽然难受，但痛苦逐渐淡化消失。

"第二，再也不愿意化疗了，其结果也是——虽然难受，但痛苦逐渐淡化消失。

"第三，休养后再化疗，身体也更强些了，抵抗力更强了，对这个药也有一定适应性了，其结果是——也难受，但是，没有现在这样受不了。

"就是这三种可能，别的不会有。

"既然这样，就不要太多想以后如何如何了，不要在病情之外，再在心理上强烈折磨和吓唬自己了。"

病人说：宁可"死"，也不做化疗了。而医生建议，目前的确还需要化疗。

我这样对他说：

"其实，你也知道，'宁可死，也不受这个苦'当然是一句气话，是发泄情绪的话。想一想，一个人在漫长的一生中，只是有那么几个月，吃了特别大的苦，然后是以后几十年的生命持续，而且是倍加珍惜、享受生活的生命持续，如此对比之下，这样的苦，当然还是要吃的。

"再想一想，也许一年以后，你病好出院了，和家人在一起吃饭，一边吃一边聊着天，心里想着晚上特别想看的电视节目。这样最最普通的生活情景，也值得你把这几个月的苦吃了吧。

"一辈子就吃几个月的大苦，之后，整个生命、整个一生就保住了，这个苦值得吃！

"一辈子就吃几个月的大苦，你的亲人就仍然可以和你尽享天伦，这个苦值得吃！

"一辈子就吃几个月的大苦，你就可以尽情享受和珍惜每一天的生活，这个苦值得吃！

"一辈子就吃几个月的大苦，这个苦值得吃！

"再想想，你病好出院那天，一想到真的有个病友，他因为受不了几个月的苦而放弃了人生，你会由衷地觉得他太傻了，甚至觉得他有点不负责任，对不起自己的家人，对不起自己，而你几乎可以替他感觉到——他内心中，其实可以产生对抗这些痛苦的毅力与意志，你都替他可惜，对吧？

"换位思考一下，是不是这样？

"有的时候，你甚至可以这样想：痛苦，来吧！比现在还大的痛苦，来吧！最多最多不就是一年吗？我就当这一年是上了磨难训练营了，就像有的孩子上受苦夏令营一样。既然上了这个训练营，那我就要去吃最大的苦，我相信，我肯定最终得到的更多！

"事实上也是这样：你获得的是未来几十年的生命。这也许是世上最大的磨难训练营，但它的确在给你世上最大的馈赠：重生！"

针对担心因病花钱太多的劝解

花钱太多，不想再花亲人的钱了，受不了亲人再往里搭钱。

我这样对他说：

"其实，父母都有去世的那一天，都有病重的那天，一般来讲，孩子都会给父母花上一笔钱。即便是你身边的护士和大夫，他们也会在未来给父母花上一笔看病的钱。这就是人生，这是人世间最最正常的事情。

"既然许多人都这样，那就不要为这件事那么内疚和痛苦了。

"另外，你可以这样想，就当父母提前把房子抵押给孩子了，现在花的是孩子的钱，将来，父母的房子就归孩子了。也就是说，最终花的还是父母的房子钱，孩子现在只是垫付而已。

"至于你觉得，自己把钱都花了，可能自己的老伴晚年

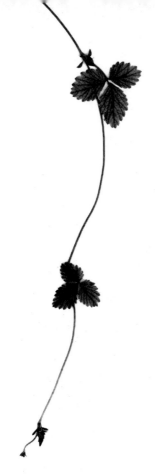

不好，但是老伴不这么认为啊，他（她）不是说就想让你活着吗？那么，我们换位思考一下，如果你的老伴走了，留下你自己在一个房子里，孤老余生，你会是什么感觉？而你的老伴活下来了，你们两个人还在一起，一起携手走完余生，即便没有多少钱，是不是也很重要？

"对比之下，是不是发现：现在，不是在省钱，而是在给你的老伴一个余生陪伴的人啊，是给老伴未来几十年心灵的温暖和一个'家'啊。

"如此，这些钱，花得多值啊！"

有的子女决定卖房子，而得病的父母坚决不同意，表示：为了这个病，你们连房子都没有了，我宁可死也不同意！

子女们可以这样劝解：

"我们的目的不但是把病治好，而且要彻底治愈，这样我们就不要考虑钱的事情。有的时候，钱的问题考虑多了，治疗打折扣，反倒有可能再有反复，或者延长治疗时间，那样反倒更费钱。

"退一万步说，实在不行了，就把房子卖了——当然，是退一万步说，目前看还没到那个程度。即使卖房也无所谓，现在作为孩子，我们有两个选择，一个是'和一个房子过一辈子'，另一个是'和自己的亲人过一辈子'，哪个更重要？当然是后者了。你要是真为了我们好，就不要让我们这么早就没有了你，然后和一些砖头、钢筋、混凝土过一辈子。所以，退一万步说，我们卖房子也无所谓！

　　"而且，多亏我们有一套房子。有多少病人想卖房都没有房子啊！我们挣出一个房子，拼出一个房子，最终是拼出亲人的一条命，那多值啊！我们这么多年的奋斗也更有价值啊！我们真觉得值，你就不要那么替我们难过了。"

　　在此特别提示：有一点非常重要，在病人知道病情的最初阶段，就要把他对金钱花费的设想极限拉长。每个人都有一个花钱的心理极限，过了这个极限，他的压力就非常大，甚至有轻生的念头。那么，在一开始，增大病人医药费用的心理接受上限，就会减缓因为花钱多而自我放弃念头的出现。

　　作为父母，因为这个病，花光自己的存款，又不愿意花子女的钱，但许多子女心甘情愿要花这个钱，只是劝说无果。

　　这种情况下，如何劝说父母接受孩子的钱？

　　可以这样告诉父母：

　　"孩子都会在一生中为父母准备治病的或者救命的钱，即使父母不得癌症，在父母八九十岁的时候也要花这笔钱，这是人之常情。

"既然许多子女都这样，那么，您也不要有那么大的压力。

"您就权当——我们把以后您八九十岁时为您准备的钱提前给您了。是的，就当我们把为您八九十岁时准备的钱——提前给您了。

"而且，您想，凭什么别的子女可以给父母准备并且花出这笔钱，而我们就不可以？凭什么大部分人都可以尽这个孝道，我们就不可以？

"我们给您这些钱，不是多么不容易，而是在做着许多子女都在做的事情啊！将来，我们老了、病了，我们的孩子也会出这些钱的。

"至于您觉得钱比较多，那么可以这样，就当我们把钱借给您了，您用您的房子做抵押，将来您百年之后就把房子给我们。那么，您现在花的就不是我们的钱，而是您自己的房子的钱，只不过您的房子没有抵押给银行，就当抵押给我们了……如何？

"而且，您要知道，房子这东西可是要增值的啊。将来这个房子可不止我们给您的这些钱，弄到最后您还亏本了，我们还赚了，这都说不定啊。那么，您也就不要再想着我们破费，就当和自己的孩子做了一笔买卖，还不小心让孩子赚了一笔吧！"

有人建议绝症病人多给家人孩子留点钱，病人没有回答，家人有点伤心。

在这个时候，请不要把绝症病人当作一个亲人，甚至，都不要把他当作一个病人，而是当作一个人——一个普通的人，一个非常普通的人，一个遭遇了巨大变故而在几个月内都有点精神恍惚的普通人。他的任何反应几乎都是本能，是一个人求生的本能。或者说，这个时候，他的求生本能前所未有地强烈，几乎是他一生中最强烈的时刻。而一个人，在难以接受现实的恍惚状态中，在前所未有的求生本能中，你让他必须明确地说出放弃金钱并且留给谁，是有些难为他了。

这个时候，他知道金钱就是命。如果金钱是其他东西，他可能会明确表达态度。但当一个人知道金钱可能就是命，甚至这个命有可能在一两年内就结束时，你还要求他必须明确表态，确实有些难为他了。

他是一个人，一个正常的、普通的人。

他在他无奈的、痛苦的生命逻辑里，而不在我们健康人的逻辑里。

再有，他现在没有明确表达，也意味着没有明确反对。换句话说，他没有明确反对"少花钱，多留一些给家人"的提议，也就说明他是考虑到对家人的影响的。只是，让他现在就以钱赌命，现在就明确表态，太难了。

而且，现在他没有明确提出"多留钱给家人"，不等于在以后的治疗中，在以后家人的悉心照顾中不会提出。这是一个漫长的过程，对身体治疗以及心理变化来说，都是一个过程。

针对病痛复发的劝解

　　病人会想：该注意的都注意到了，该锻炼的也锻炼了，该保持心情愉快也保持了，该吃的药也吃了，为什么癌症还是复发了？为什么！！

　　请听我说：

　　"癌症复发，这是一个连医学界都无法完全解释也无法控制的问题，去思考'为什么复发'，的确不是我们该做的事情。我说的这些你都知道，是吧？你其实并不是真的在想为什么复发，而是无法接受'复发'这个事实。你也知道，在这个世界上，并不存在那样一个方法，只要严格按照这个方法做，就肯定不会复发。

　　"是的，这个世界上根本没有那样一个根绝复发的'绝对方法'。

　　"既然这样，我们就不要再问自己这个问题了，不要再问这个没有必要的伪问题了，而是专注于自己真正的情绪——失望与痛苦。或者说，专注于解决自己的失望与痛苦，好吗？

"毕竟，纠缠于'为什么复发'这个问题，只会加大自己的失望与痛苦。

"有些问题，具有以下的特质：一出现，就注定无解，想着它，除了更痛苦，没有任何好的结果。

"再说一次：一出现，就注定无解，想着它，除了更痛苦，没有任何好的结果。

"你想的'为什么复发'的问题，就是这样的问题啊。

"这就像一个人出门，看着门口的大山，天天想：它为什么还在这里？于是，天天痛苦。

"它为什么还在这里？想了一生，也痛苦了一生。

"毫不夸张地说，在以后的日子里，想这个'为什么复发'的问题，想多少天，你就会痛苦多少天。想一年，你就痛苦一年；想五年，你就痛苦五年。你真的想为一个本就没有答案的问题折磨自己好多年吗？

"你不想它了，但这个问题还会存在，可能还会自己冒出来，那怎么办？

"你只要不特意去想它，就可以了。只要不有意强化它，渐渐地，慢慢地，你就会和它平静相处。相信我，你可以做到的，即使它是山一样大的痛苦，你也可以在开门的时候——既看到它，又不会被它压住。

"最后，可以告诉自己，我永远都不知道我为什么复发，我只知道，我将继续治疗，继续战斗！

"不是复发，只是战斗并未结束，仅此而已。

"不是复发，只是战斗并未结束，仅此而已。"

针对亲人离去之痛的劝解

劝解家属痛苦：她刚刚六十多岁啊，就要因为癌症而离去了……

请听我说：

"如果你去过肿瘤医院，就会发现，因为癌症去世的人，多大年龄的都有：小的不到十岁，而二十多岁、三十多岁、四十多岁、五十多岁的病人都很普遍，他们的亲人都这样说过：他才……就……他们也都这样想过：哪怕让他有机会做了……的事情，也行啊。

"其实，有这样一种普遍的心理机制：

"无论他现在年龄多大，你都会觉得他太年轻了，因为你是他的至亲。

"无论他吃了多少苦，你都会觉得他吃的苦太多，因为你是他的至亲。

"我这样说，并不是说你的想法是错误的，而是想通过这样的方式让你感觉到，面对至亲的年龄以及痛苦，你可能会有两种不一样的想法：

"一种是：他太年轻了。

"另一种是：比他还年轻的人，其实有许多；比他有更多痛苦的人，可能有许多。

"这两种想法都要有啊。

"两种想法都有了，才是更客观的想法，才能够真正地、正确地面对这个'心结'。

"你一旦同时拥有这两种想法，就会发现，你的痛苦在减轻，而你对至亲的疼爱没有改变。

"我们有这样的想法（他还年轻），是为了疼爱至亲的，而不是让自己以及至亲更痛苦的。他已经那么痛苦了，我们为什么还要增加他的痛苦呢？我们已经这样痛苦了，为什么还要增加自己的痛苦呢？

"你会说：这些都是我忍不住的想法啊。是的，它忍不住出现，但是，不要主动去加大它、强化它，这就是我们要做的。

"再说一次：它忍不住出现，但是，不要主动去强化它了。否则，你真的是在无意中强化自己的痛苦，进而强化病人的痛苦了！"

作为亲人，一直精心照顾绝症病人，但最后一刻，因为自己"换岗"回家休息，病人走时未在身边。

你的内心一直自责，请听我说：

"你的亲人什么时候离去，这是无法预料的，你不可能永远都在这里陪护。你不是铁打的人，你也需要休息，如果你在身边，你的其他亲属也有可能错过，这都是不可避免的。

"我说的这些，你都知道，但是下一句你不一定知道，我说这些是想告诉你：

"你也是一个需要休息的人，最后没有在身边，仅此而已。这不是罪过，不是罪过。

"……

"你实际上在以一种'罪过'的潜意识来看待这件事。再说一次：你实际上在以一种'罪过'的潜意识来看待这件事，也是在以近于罪人的感觉来折磨自己。

"你一方面知道最后时刻守在亲人身边，这不是百分百可能的；一方面以近于罪人的感觉来折磨自己，甚至持续一生，这就是错位和错误了。

"实际上，你关于这一点的痛苦如

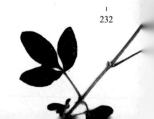

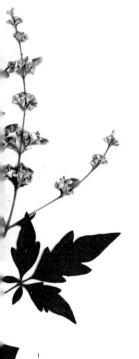

此之深，已经有了自虐的意味。在理性上，你清楚地知道无法做到百分百陪伴；在感觉上，却认定自己犯了一生中最大的罪、最大的错。这就像是一个人明知道下不下雨是自己无法控制的，于是天天带伞，却因为有一天忘记带伞挨淋而痛苦自责，自责了许久——这，就不是正常的情绪，而是自我折磨了。

"你可以觉得遗憾，但不要认为自己不可原谅。

"你可以非常遗憾，但不要认为自己不可原谅。"

"另外，出现这样的情形，可能也是你的亲人的愿望吧：他只有在对你不放心的时候，才会一定要你时刻在身边；而他这样走了，也许，是真的放下了，是对你放心了，可以很安然地走了，并且，不想让你太痛苦。无论怎样，当面送走亲人，还是非常痛苦的……他不想在你们的痛苦中、在面对你们的痛苦时离去，而是选择了一个对他来说——很平静、很安静的时刻。亲人不在身边，但是，内心安详。

"想一想，在最亲的人面前，松开自己的手，离去，也是不舍的吧？而现在，他不希望如此不舍，他选择了安静、平静地离去……"

亲人得了癌症，已到晚期，家人觉得以往对他关怀不够，没有让他享更多的福。

请听我说：

"请相信两点：

"第一，几乎所有绝症病人的家人都会这样想；第二，无论你之前做了多少，在这个时候，你都会这样想。

"这样的想法，与其说是事实如此，不如说是特定情形下必然产生的特定想法。尽管，你会想到许多还没有让病人'享受'的事情，而那些事情是你本来可以做到的。

"你可以自责，可以懊悔，但是，请你一定在以下的情况下自责：

"想到许多你之前没有为病人做的事情，也想到许多你之前已经为病人做的事情。

"再说一次：

"想到许多你之前没有为病人做的事情，也想到许多你之前已经为病人做的事情。

"在两个都想到、都充分想到之后，你再自责。这样，即使你仍然非常自责，那种情绪也是客观的、有限度的，而不是无限膨胀，最后近于失控。

"几乎不去想之前自己曾经为病人做过的一切，这也是这一特定阶段的特定心理。而在这样的前提下的强烈自责，对你、对你的亲人，都是不公平的。

　　"另外，如果这种强烈的自责只是情绪，那么这样的自责是没有意义的，对病人是无益的。你要做的，是立刻、充分利用这样的情绪，让自己在亲人的最后阶段——拥有对亲人最大的爱、最大的耐心和意志力。这些，对亲人才是有益的。

　　"在明确'已做事情'的前提下合理自责，然后立刻将之转化为亲人真正需要的东西。这，才是对特定阶段的自责情绪该有的应对方法，你说呢？"

　　知道亲人很快就要走了，你无法接受这一点，你总在想：以后，自己的世界里，就没有这个人了，再也没有了。

　　请听我说：

　　"请不要用这样的句式：'没有这个人了。'为什么要这样说呢？

　　"在你的心里，不可能出现这样的情况：没有这个人了；在你的生命里，不可能出现这样的情况：没有这个人了；在你的灵魂里，不可能出现这样的情况：没有这个人了。

　　"如果在这些地方都没有出现这样的情况，那么即使在生活中看不到他了，又何必如此绝望呢？

　　"如果在你的心里、生命里、灵魂里永远都有亲人，即使在生活中看不到，你可以遗憾，但千万不要那么绝望——要知道，正是你的绝望在'疏远'你的亲人啊。再说一次：正是你的绝望在'疏远'你的亲人啊。即使你们天人两隔，正是你的绝望，才让你在自己的潜意识里觉得——你真的和他分开了。

　　"你真的想那样做吗——你和他真的分开了？

　　"如果你不那么绝望，你就会觉得，你和他好像还在一起。是的，当你逐渐平静，你才会觉得你们还在一起，在某个地方'温暖地在一起'——这种感觉才是你真正想要的，才是你真正想拥有的吧……

　　"如果是这样，你就不要那么悲伤了。悲伤，尤其是过度的悲伤，唯一的作用就是：让你和亲人在心灵上、生命中以及灵魂里——疏远。

　　"那里的疏远，是真正的离开啊……

　　"你的亲人并没有离开你，他只是离开了；而你，以及我们所有人，最终都会离开。而在他离开的这段时间，他——在你心里。

　　"就是这样。

　　"甚至，可能，从现在开始，你想他的时间，多于之前你想他的时间。

　　"他和你，更长久、更永久地在一起。"

作为绝症病人家属，
请努力平静

在这个家里，必须有一个人能够保持平静，不能让情绪长时间处在失控状态，一想起这个事情就心绪大乱，再一细想就面临崩溃，或者，不想的时候也压抑得不行。

你会说：怎么可能克制以上的情绪？根本不可能！自己的亲人都那样了，我又怎么能做到平静？而且，我如果平静，那岂不是一种罪过？

我来假定及模拟一下我们的对话，好吗？

"作为病人亲属，你们最重要的事情是什么？"
"配合亲人的治疗，以及能够让他……安详离去。"
"这种配合最重要的是什么？"
"是……"
"是你们能够长期地配合，长期地在自己的压力痛苦中予以配合，而不是短时间的，对吧？"

"对。"

"你觉得如果情绪始终在失控或者准失控状态,你能坚持很久吗?"

"……不能。"

"如果你坚持不了很久,那么可能会发生以下结果:其一,你从精神到身体都崩溃了,也住院了,或者回家休整,那么,就没有人能像你那样那么好地照顾亲人了,他就失去了对他照顾最好的人的照顾,是这样吧?"

"是。"

"其二,他看到你那么痛苦、那么受折磨,他会就此多了一些轻生念头,会吗?"

"……会。"

"其三,你可能在某一刻终于受不了了,忍不住把情绪对他发泄出来一些,可能只是一句气话,但他觉得很委屈,更痛苦,甚至,想立刻轻生。你觉得这种可能性存在吗?"

"……存在。"

"以上三种可能无论哪一种,你都不想让它发生,绝对不想让它发生,对吧?"

"对。"

"那么,如果你能保持心情的平静,进而避免以上三种可能的发生,你愿意努力一下,让自己平静些吗?"

"……如果是这样,那我愿意。"

"如果因为你的平静,你能够更长时间——拥有健康的身体以及心智，能够更长久地照顾他，直到把他安详地送走，你愿意努力让自己平静些吗？"

"……如果是这样，我愿意。"

"如果因为你的平静，你几乎从不在他面前发脾气或者烦躁，而他也一直在纯粹的亲情温暖中，你愿意努力让自己平静些吗？"

"……如果是这样，我愿意。"

"如果因为你的平静，你的亲人与其他绝症病人相比，在生命的最后阶段更安详，你愿意努力让自己平静些吗？"

"……如果是这样，我愿意。"

"如果因为你的平静，在家里其他人都崩溃时，这位绝症病人仍然有一个人可以依靠，可以在生活上、心灵上、精神上予以依靠，而那个人就是你，为了这一点，你愿意努力让自己平静些吗？"

"……如果是这样，我愿意。"

"再问一下，你愿意努力让自己平静下来吗？不是为了你，而是为了你的亲人！"

"我愿意。"

尾 声

假设自己离去

经常有人问我：做临终关怀，你获得的最大生命感悟是
什么？

我总是这样回答：做临终关怀越久，关怀的病人越多，
自己的痛苦就越少。

这个道理也简单。比如，有的时候，我们去一次殡仪馆，
送别一个朋友，会有很多的感触，一些烦恼也被淡化了。这
是一种很真实的感受，甚至都不知道为什么。

有些纠结的东西，也放下了。

那么，如果一个人送别了几百人，可能他的痛苦就放下
得更多，以至于到后来，真的在不知不觉中——就没有什么
东西真的让他很痛苦。

这就是我的感触。

之前看过一个报道，有一个特别的活动：一些大学生钻进棺材，假装把盖子盖上，体会死亡……一开始，许多人只是觉得很有意思，但到后来，很多人都是哭着出来的。因为他们突然意识到，当生命失去的时候，他们的人生有很多事情还没有做，有很多人爱得并不够深，有很多错误本不该犯，有许多弯路本不该走……

　　一个人只有到生命尽头的时候，才能够通晓生命的真谛，才能够看透生命本该有的样子。这是一句稍带哲理意味的话，却带有遗憾意味——因为那个时候已经晚了。

　　那么，提前感受生命的离去，提前看到生命的离去，其实并不是一件残酷的事情，更像是对自己及时的、温暖的提醒。

　　这种提醒，如果每年发生一次，就会对下一年有很大的帮助；如果每月发生一次，就会对下个月有很大的帮助；如果每周发生一次，就会对下一周有很大的帮助。如此，整个一生就会在正确、清晰乃至清澈的方向上行进。

　　当然，有些朋友会说：毕竟我们没有做临终关怀的经验，该怎样拥有这些感悟呢？其实也很简单，我们不需要有一个特制的棺材做实验，有的时候，只是静静地躺在那里，就可以了……

假设自己已经是八九十岁的老人，为自己做一次时光穿越，真的以生命尽头的氛围来做各种想象。想着自己做的事情，想着身边的人，想着自己的情感关系，想着自己对社会的付出，就这样慢慢地、从容地想着……

每次，这样想上十分钟。

某一时刻，可能你真的会觉得——有什么东西在一点点剥落、一点点溶解、一点点沉淀、一点点消化……然后，突然觉得——整个身体、心灵都非常轻松，并且清楚地知道，这是真正的自己，是真正喜欢的自己。

临终关怀的核心，是在另一个生命临终的阶段，关怀对方，关怀自己。

而死亡存在的意义，不是在某一刻把我们带走，而在于：在被带走的前一刻，我们看懂整个人生；以及，在被带走的前几十年，我们就看懂整个人生。

附　录

临终关怀志愿者注意事项

一、如果不是医生，不要给予临终者医学方面的建议。

二、如果不是护士，不要给予临终者具体的护理扶助。

三、不要给临终者带去食品、饮料以及保健品。（临终者的病情很复杂，有些食物反倒有害。）

四、要保护临终者及其亲属的个人隐私。

五、外宣时，一旦要使用临终者家庭的图片或者视频资料，需要提前征得临终者家庭同意。一般情况下，提及临终者家庭成员时不用全名。

六、不要接受临终者家庭表达感谢的财物。

七、和临终者沟通前，应先和家属充分沟通，了解临终者的情况，尤其是临终者是否知道自己病情的严重性。尊重家属的意愿，关怀的具体内容以及方向不要与亲属的意愿相悖。如有生命层面的观念冲突，可以和亲属沟通协商，达成一致后再进行。

八、不参与临终者亲属之间矛盾的处理。

九、对于临终者咨询的遗产以及其他法律问题，不参与、不介入。

十、当临终者与亲属发生矛盾时，不要在家属在场时劝导批评临终者。否则，可能会引起临终者的激烈情绪，甚至诱发轻生念头。

十一、注意去临终者家庭进行家庭关怀时的路途安全。

十二、一般情况下，不要单独去临终者家庭给予关怀，应至少有两名志愿者同去，彼此照应。

十三、身体不适时，不必坚持前往临终者家庭，但要向临终者家庭表达歉意。

十四、不能向临终者家庭推荐治疗药物以及其他辅助治疗方法。

十五、除非临终者家庭主动提出住院，不要主动建议住院治疗。

十六、不要给予临终者家庭任何关怀效果的承诺，尽心尽力即可。

十七、不要在临终者面前表现出压抑和悲伤。

十八、不要在临终者面前谈论病情细节以及后事处理情况。

十九、临终者家庭中如果有未成年人在场，不要在他的面前谈论临终者的相关情况。

二十、对于临终者的心灵痛苦，如果无法立刻回答，不要硬性回答，否则效果反倒不好。可以在日后思考成熟或者咨询其他志愿者后，再和临终者交流。

二十一、对临终者家庭要明确讲明临终关怀的内容范围，对于此范围之外的内容明确拒绝，不要因为情感因素在不具备专业性的情况下硬性介入。

二十二、在向临终者做心理疏导时，要考虑对方的身体疲惫状况，一般情况下时间不要超过半小时，可与临终者家属做更长时间交流。

二十三、临终者衣衫不整或者需要换药暴露身体时，志愿者要及时回避。

二十四、临终者在宣泄痛苦时，如果情绪激动，志愿者不要任由其失控，要及时控制对方情绪，否则容易引发临终者不良身体反应。

二十五、临终者去世后，亲属如果有缓解悲伤的心理需求，并且向志愿者求助，志愿者不宜拒绝，应继续给予适当心理帮助。

二十六、在临终者去世后，志愿者如果非常压抑、悲伤，应及时宣泄以及寻求专业疏导，不要仅仅进行自我调整。

二十七、志愿者不宜将悲伤以及压抑情绪带到自己的家庭中，否则，会影响家人的日常生活并减弱家人对自己的支持。

二十八、在临终者去世后，一般情况下，志愿者不再与临终者家庭联系，以免勾起后者与临终者有关的悲伤记忆。